DIABETIKER-KOCHBUCH FÜR EINSTEIGER

365 TAGE REZEPTE UND SMARTE TIPPS MIT EXKLUSIVEM KALORIENRECHNER UND 30-TAGE-ERNÄHRUNGSPLAN FÜR EIN GESUNDES LEBEN TROTZ DIABETES

Theodore Presley

Inhaltsverzeichnis

Herzlichen Dank für Ihr Vertrauen!

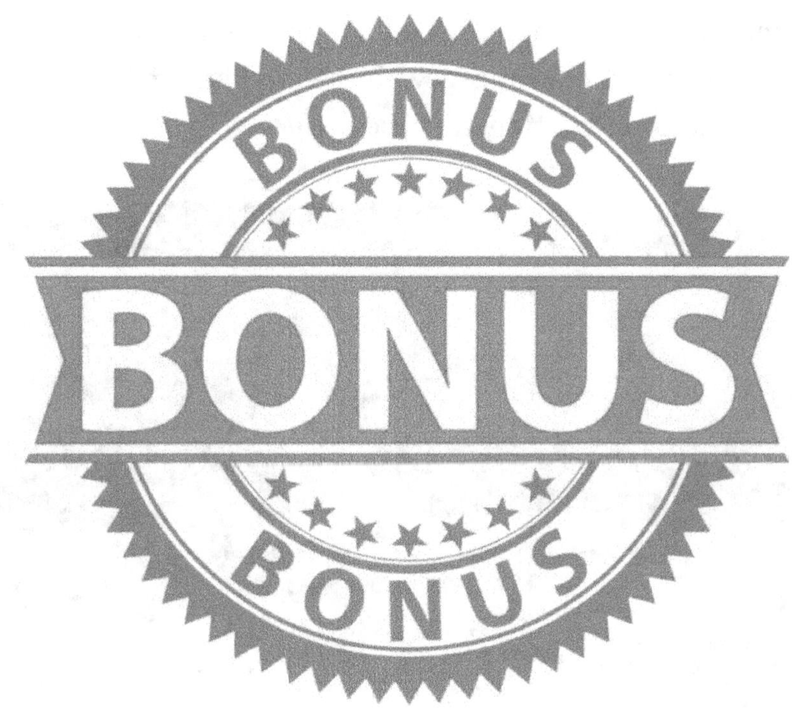

Um auf die exklusiven Boni zuzugreifen, scannen Sie einfach den QR-Code mit Ihrem Smartphone, den Sie auf den letzten Seiten des Kochbuchs finden, um kostenlosen Zugang zum Download zu erhalten.

Einführung

Diabetes mellitus ist eine Herausforderung, die Millionen von Menschen weltweit betrifft. Diese chronische Stoffwechselerkrankung erfordert nicht nur medizinische Betreuung, sondern auch eine bewusste Lebensweise, insbesondere in Bezug auf die Ernährung. Ein umfassendes Verständnis der Grundlagen von Diabetes sowie der Zusammenhänge zwischen Ernährung und Blutzuckerkontrolle ist entscheidend. Dies bietet die Grundlage, auf der Betroffene lernen, ihren Zustand effektiv zu managen und eine hohe Lebensqualität zu erhalten. Durch das Verstehen der Krankheit und das Anpassen der Ernährungsgewohnheiten können Menschen mit Diabetes aktiv ihre Gesundheit fördern und Komplikationen vorbeugen.

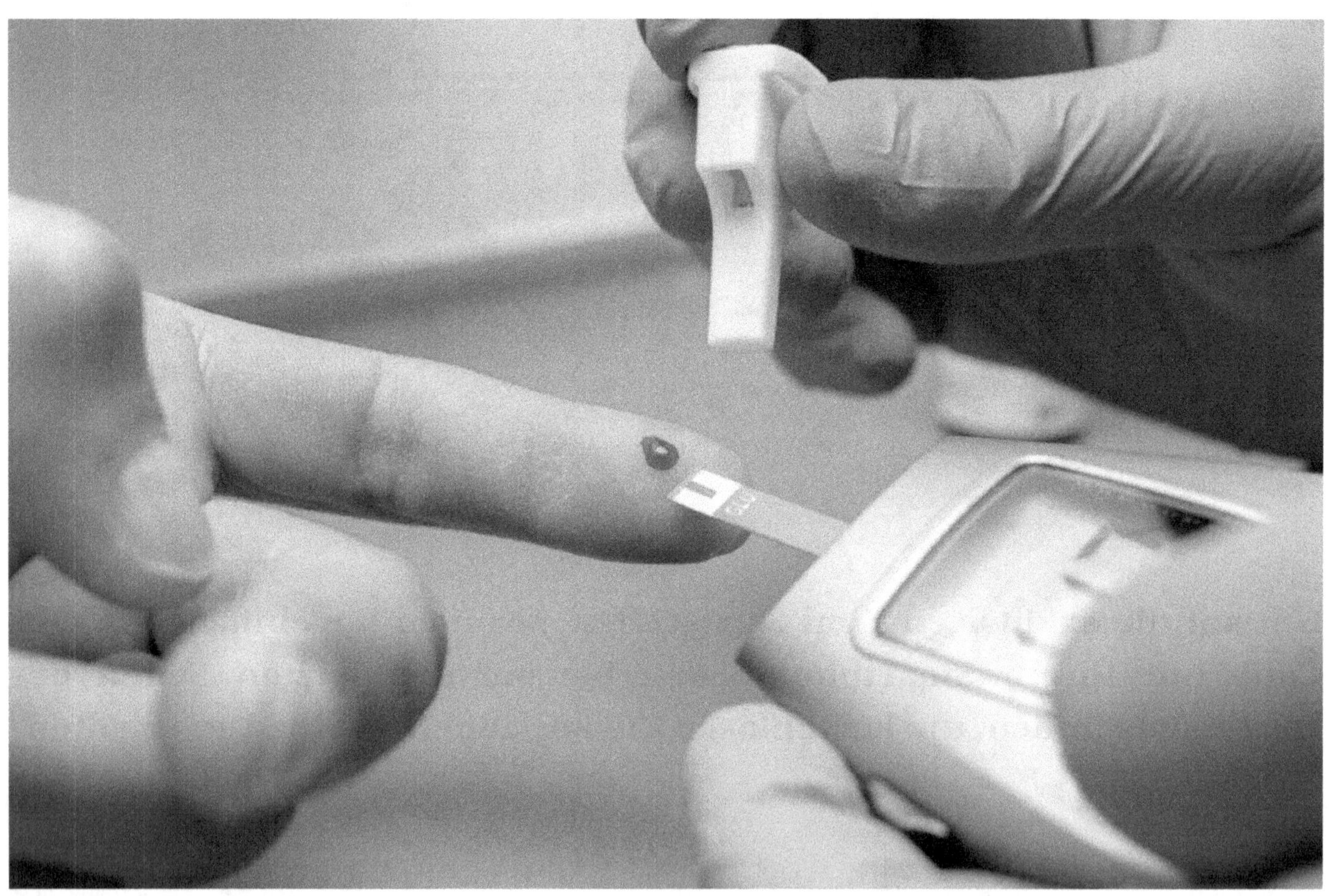

Grundlegende Konzepte zu Diabetes für neu diagnostizierte Menschen

Die Diagnose von Diabetes ist oft ein Wendepunkt im Leben eines Menschen und kann viele Fragen aufwerfen, besonders was das Verständnis dieser komplexen Erkrankung betrifft. Diabetes mellitus, allgemein als Diabetes bekannt, ist eine chronische Stoffwechselerkrankung, die durch einen hohen Blutzuckerspiegel charakterisiert wird. Dieser Zustand ergibt sich, wenn der Körper nicht in der Lage ist, Insulin effektiv zu produzieren oder zu verwenden, ein Hormon, das für die Regulierung des Blutzuckerspiegels entscheidend ist.

Es gibt hauptsächlich zwei Diabetesarten: Typ 1 und Typ 2. Typ 1 ist eine Autoimmunerkrankung, bei der das Immunsystem die insulinproduzierenden Zellen der Bauchspeicheldrüse angreift und zerstört. Betroffene müssen daher lebenslang Insulin zuführen. Der häufigere Typ 2 entsteht, wenn der Körper nicht mehr adäquat auf Insulin reagiert oder nicht genügend davon produziert. Diese Form ist eng mit Übergewicht, Bewegungsmangel und genetischen Faktoren verknüpft und kann oft durch Lebensstiländerungen sowie Medikamente kontrolliert werden.

Ein weiterer weniger bekannter Zustand ist der sogenannte Schwangerschaftsdiabetes, der während der Schwangerschaft auftritt und in der Regel nach der Geburt wieder verschwindet. Dennoch erhöht er das Risiko für die Entwicklung von Typ-2-Diabetes später im Leben.

Die Herausforderung bei Diabetes liegt nicht nur in der Initialdiagnose, sondern auch in den langfristigen Gesundheitsrisiken, die er mit sich bringt. Unbehandelt kann hoher Blutzucker zu schweren Schäden an Herz, Blutgefäßen, Augen, Nieren und Nerven führen. Dazu gehören Herzkrankheiten, Schlaganfall, Nierenversagen, Sehverlust sowie Nervenschädigungen, die in schweren Fällen zu Amputationen führen können.

Die Behandlung von Diabetes erfordert eine umfassende Herangehensweise. Neben der medizinischen Versorgung, die oft Insulin oder andere blutzuckersenkende Medikamente umfasst, spielt der Lebensstil eine entscheidende Rolle. Die Einstellung zum täglichen Leben, inklusive Ernährung, körperlicher Aktivität und Gewichtskontrolle, kann die Qualität des Lebens maßgeblich verbessern und das Risiko für die Entwicklung von Diabetes-bedingten Komplikationen reduzieren.

Ein prägnantes Beispiel für die Wichtigkeit des Lebensstilmanagements ist die Ernährungsumstellung. Viele neu diagnostizierte Diabetiker stehen vor der Herausforderung, ihre Ernährungsgewohnheiten umzustellen. Eine ausgewogene, nährstoffreiche Ernährung nicht nur hilft den Blutzuckerspiegel zu regulieren, sondern unterstützt auch das allgemeine Wohlbefinden. Lebensmittel mit niedrigem glykämischen Index, die langsamer verdaut werden und weniger wahrscheinlich zu einem raschen Anstieg des Blutzuckerspiegels führen, sind zu bevorzugen. Dazu gehören Vollkornprodukte, Hülsenfrüchte, die meisten Früchte und nicht stärkehaltige Gemüse.

Zusätzlich wird oft empfohlen, eine Ernährungsberatung in Anspruch zu nehmen, um einen individuellen und nachhaltigen Ernährungsplan zu entwickeln. Dies hilft nicht nur, die tägliche Ernährung zu planen, sondern bietet auch eine Gelegenheit, das Verständnis über die Auswirkungen verschiedener Nahrungsmittel auf den Blutzuckerspiegel zu vertiefen.

Die emotionale und psychologische Unterstützung ist ebenfalls ein kritischer Aspekt der Diabetes-Behandlung. Die Diagnose kann Überwältigung, Angst und Unsicherheit auslösen. Unterstützungsgruppen und Therapien können hilfreich sein, um mit den emotionalen Herausforderungen, die eine chronische Erkrankung wie Diabetes mit sich bringt, fertig zu werden.

In der Essenz ist das Verständnis von Diabetes der erste Schritt zur erfolgreichen Verwaltung dieser Bedingung. Es geht darum, die Krankheit nicht als Beschränkung zu sehen, sondern als Möglichkeit, gesündere Lebensentscheidungen zu treffen, die zu einem volleren und aktiveren Leben führen. Mit den richtigen Werkzeugen und Unterstützung können Menschen mit Diabetes nicht nur ihre Krankheit effektiv managen, sondern auch ein reiches und erfüllendes Leben führen.

Die Bedeutung einer ausgewogenen Ernährung für Diabetiker

Die Ernährung spielt eine zentrale Rolle im Leben eines jeden Menschen, doch für Diabetiker ist sie von noch grundlegenderer Bedeutung. Eine durchdachte, ausgewogene Ernährung kann nicht nur den Blutzuckerspiegel stabilisieren, sondern auch das Risiko für Diabetes-bedingte Komplikationen erheblich senken und die allgemeine Lebensqualität verbessern. Die richtige Ernährung für Diabetiker sollte jedoch nicht als restriktive Diät verstanden werden, sondern als eine Chance, den Genuss von Nahrung neu zu entdecken und zu einem gesünderen Lebensstil zu finden.

Die Kernpunkte einer diabetesgerechten Ernährung basieren auf dem Verständnis, wie bestimmte Lebensmittel den Blutzucker beeinflussen. Kohlenhydrate haben den größten Einfluss auf den Blutzuckerspiegel. Hier ist es wichtig, zwischen schnell verdaulichen Kohlenhydraten, die zu schnellen Blutzuckerspitzen führen, und solchen, die langsam verdaut werden und damit den Blutzucker weniger stark beeinflussen, zu unterscheiden. Lebensmittel mit einem niedrigen glykämischen Index, wie Vollkornprodukte, die meisten Gemüsearten, Hülsenfrüchte und einige Früchte, sind hier besonders zu empfehlen.

Doch die Auswahl der richtigen Kohlenhydrate ist nur ein Teil der Gleichung. Ebenso wichtig ist die Aufnahme von ausreichend Proteinen und gesunden Fetten. Proteine helfen, den Blutzuckerspiegel zu stabilisieren und sorgen für ein langes Sättigungsgefühl. Gute Proteinquellen sind magere Fleischsorten, Fisch, Eier, Hülsenfrüchte und Milchprodukte mit niedrigem Fettgehalt. Fette sind essentiell, um den Körper mit Energie zu versorgen und die Aufnahme fettlöslicher Vitamine zu ermöglichen. Hierbei sollte der Fokus auf ungesättigten Fettsäuren liegen, wie sie in Nüssen, Samen, Avocados und Olivenöl vorkommen.

Ein weiterer Aspekt der Ernährung, der bei Diabetes eine Rolle spielt, ist die regelmäßige Mahlzeitenzufuhr. Regelmäßige, gut geplante Mahlzeiten helfen, große Schwankungen des Blutzuckerspiegels zu vermeiden und den Stoffwechsel stabil zu halten. Ein typischer Tag könnte drei Hauptmahlzeiten und zwei bis drei kleinere Snacks umfassen, um den Blutzucker konstant zu halten.

Das Konzept der „Zuckeraustauschstoffe" ist ebenfalls ein wichtiger Aspekt in der Ernährung von Diabetikern. Zuckeraustauschstoffe, wie Stevia, Erythritol oder Maltitol, bieten Süße ohne die negativen Auswirkungen von normalem Zucker. Doch auch hier gilt es, Maß zu halten, da einige Zuckeraustauschstoffe in großen Mengen Verdauungsbeschwerden verursachen können.

Die Flüssigkeitsaufnahme darf nicht unterschätzt werden. Wasser spielt eine entscheidende Rolle bei der Regulierung des Blutzuckerspiegels. Ausreichend Wasser zu trinken, hilft, den Blutzucker durch die Nieren auszuscheiden und kann somit helfen, Hyperglykämien zu vermeiden. Der Verzicht auf zuckerhaltige Getränke ist dabei essentiell.

Ein praktisches Beispiel für eine ausgewogene Tagesernährung für einen Diabetiker könnte wie folgt aussehen: Zum Frühstück ein Omelett mit Gemüse und Vollkornbrot, zum Mittagessen gegrillter Lachs mit Quinoa und Salat und zum Abendessen eine Schale mit Hühnchen, braunem Reis und vielen frischen Gemüsen. Zwischendurch können Nüsse oder ein Joghurt mit frischen Beeren genossen werden. Solch ein Ernährungsplan unterstützt nicht nur die Blutzuckerkontrolle, sondern fördert auch das allgemeine Wohlbefinden.

Die Implementierung einer gesunden Ernährung erfordert Anfangs vielleicht etwas mehr Aufwand und Planung, doch die Vorteile, die sich daraus ergeben, sind immens. Nicht nur die direkten Auswirkungen auf den Blutzuckerspiegel, sondern auch die langfristigen Gesundheitsvorteile wie Gewichtsmanagement, verbesserte Herzgesundheit und eine höhere Energielevel sind die Mühe wert. Letztendlich kann eine durchdachte Ernährungsweise dazu beitragen, dass Medikamente zur Blutzuckerkontrolle effektiver wirken oder ihre Notwendigkeit verringert wird.

Die richtige Handhabung von Diabetes erfordert Engagement und Wissen, besonders im Bereich der Ernährung. Eine ausgewogene, nährstoffreiche Diät, die reich an niedrigglykämischen Lebensmitteln ist und gesunde Fette sowie Proteine umfasst, kann den Blutzuckerspiegel stabilisieren und das Risiko von diabetesbezogenen Komplikationen reduzieren. Darüber hinaus kann eine solche Ernährungsweise die Abhängigkeit von Medikamenten verringern und zu einer allgemeinen Verbesserung der Gesundheit führen. Es ist entscheidend, dass Diabetiker die erforderlichen Veränderungen als dauerhafte Anpassung ihres Lebensstils begreifen, unterstützt durch die richtigen Informationen und eine positive Einstellung. Letztlich ist es diese Kombination aus Wissen, Anpassung und Selbstfürsorge, die es Menschen mit Diabetes ermöglicht, ein erfülltes und gesundes Leben zu führen.

Das Kochen für Diabetiker stellt eine einzigartige Gelegenheit dar, Gesundheit direkt auf den Teller zu bringen. Eine sorgfältige Auswahl der Küchenutensilien und Zutaten ist entscheidend, um nicht nur nahrhafte, sondern auch köstliche Mahlzeiten zu kreieren, die den Blutzuckerspiegel im Gleichgewicht halten. Dieses Grundwissen über die Zubereitung von Speisen ist fundamental, um täglich den Herausforderungen des Diabetes begegnen zu können. Indem man lernt, welche Werkzeuge und Lebensmittel am besten geeignet sind, kann man die Kontrolle über die Krankheit stärken und gleichzeitig den Genuss am Essen bewahren.

Unverzichtbare Küchenutensilien

Die Küche ist das Herzstück jedes Haushalts, besonders wenn es um die Zubereitung diabetikerfreundlicher Mahlzeiten geht. Eine gut ausgestattete Küche kann den Unterschied ausmachen zwischen einer mühsamen und einer inspirierenden Kocherfahrung. Die richtigen Werkzeuge zu besitzen, ist entscheidend, um gesunde und schmackhafte Gerichte einfach und effizient zuzubereiten.

Zunächst ist eine Reihe von hochwertigen Messern unerlässlich. Ein scharfes Kochmesser, ein Schälmesser und ein Brotmesser sind die Grundpfeiler für die Vorbereitung fast aller Gerichte. Diese Werkzeuge ermöglichen präzises Schneiden, was nicht nur die Qualität der Speisen verbessert, sondern auch die Sicherheit in der Küche erhöht. Gleichmäßig geschnittene Zutaten kochen gleichmäßiger und tragen dazu bei, dass jede Mahlzeit ein Erfolg wird.

Neben Messern ist eine Reihe von Schneidebrettern aus verschiedenen Materialien, wie Holz für Brot und Kunststoff für Fleisch, empfehlenswert. Diese Trennung verhindert die Kreuzkontamination und erleichtert die Reinigung nach der Zubereitung.

Ein weiteres unverzichtbares Küchengerät ist die Küchenwaage. Diabetiker müssen oft die Nährwerte ihrer Mahlzeiten genau kennen, und eine präzise Waage hilft, Portionsgrößen und Kohlenhydratmengen korrekt zu messen. Dies ist besonders wichtig beim Backen, wo präzise Zutatenmengen entscheidend für das Endergebnis sind.

Gute Töpfe und Pfannen sind ebenfalls von großer Bedeutung. Investieren Sie in eine Antihaft-Pfanne, die das Kochen mit weniger Öl ermöglicht, was für die Zubereitung gesunder Mahlzeiten essentiell ist. Ebenso sind ein großer Topf für Suppen und Eintöpfe sowie ein mittelgroßer Topf für Beilagen nützlich. Diese Grundausstattung erleichtert das Kochen einer Vielzahl von Gerichten ohne die Notwendigkeit, ständig Geräte reinigen zu müssen.

Ein Dampfgarer kann auch eine wertvolle Ergänzung für die Küche eines Diabetikers sein. Dampfgaren ist eine der besten Methoden, um Nährstoffe in Gemüse zu bewahren, und es benötigt wenig bis gar kein Fett. Das Ergebnis sind schmackhafte, nährstoffreiche Gerichte, die sowohl gesund als auch diabetikerfreundlich sind.

Für die Zubereitung von Salaten und Gemüse ist ein hochwertiger Gemüseschneider oder eine Küchenmaschine ein Muss. Diese Geräte reduzieren die Vorbereitungszeit erheblich und machen es einfacher, eine größere Menge an Gemüse in die Ernährung zu integrieren. Ein schneller Salat oder eine schnelle Beilage aus frischem Gemüse kann in wenigen Minuten zusammengestellt werden, was die Einhaltung eines gesunden Ernährungsplans unterstützt.

Ein Mixer oder ein leistungsstarker Mixer sollte nicht übersehen werden. Smoothies und Suppen lassen sich im Handumdrehen zubereiten und bieten eine hervorragende Möglichkeit, Früchte und Gemüse in konzentrierter Form zu genießen. Sie sind ideal für einen schnellen, nährstoffreichen Snack oder eine Mahlzeit, die den Blutzucker nicht stark beeinflusst.

Last but not least, ist ein langsamer Kocher oder ein Schongarer eine hervorragende Investition für jeden, der eine gesunde Ernährung anstrebt. Diese Geräte ermöglichen es, Zutaten bei niedriger Temperatur zu garen, was die Aromen verstärkt, ohne dass ständige Überwachung oder Rühren erforderlich ist. Für einen beschäftigten Diabetiker kann ein langsamer Kocher das Mittel der Wahl sein, um nahrhafte Mahlzeiten ohne großen Aufwand zuzubereiten.

Das Equipement in der Küche spielt eine entscheidende Rolle dabei, wie einfach und angenehm das Kochen sein kann. Für Diabetiker, die ihre Ernährung genau im Auge behalten müssen, können die richtigen Werkzeuge nicht nur eine Hilfe, sondern eine Notwendigkeit sein, um gesundheitsbewusste Mahlzeiten zu kreieren, die nicht nur gesund, sondern auch lecker sind. Indem man in hochwertige Küchenutensilien investiert, investiert man letztlich in seine Gesundheit und Lebensqualität.

Zu bevorzugende und zu vermeidende Lebensmittel

Eine der größten Herausforderungen für Menschen mit Diabetes besteht darin, Lebensmittel zu wählen, die den Blutzuckerspiegel stabil halten, ohne den Genuss am Essen zu verlieren. Die Kunst, diabetikerfreundliche Mahlzeiten zuzubereiten, beginnt bei der Auswahl der richtigen Zutaten. Dies erfordert ein tiefes Verständnis dafür, welche Lebensmittel förderlich sind und welche gemieden werden sollten.

Zu bevorzugende Lebensmittel

Vollkornprodukte stehen ganz oben auf der Liste der empfohlenen Lebensmittel für Diabetiker. Im Gegensatz zu ihren raffinierten Pendants enthalten Vollkornprodukte mehr Fasern und Nährstoffe, die helfen, den Blutzuckerspiegel zu regulieren. Beispiele hierfür sind Vollkornbrot, brauner Reis, Vollkornpasta und Haferflocken. Diese Kohlenhydrate haben einen niedrigeren glykämischen Index, was bedeutet, dass sie langsamer verdaut werden und weniger wahrscheinlich zu einem schnellen Anstieg des Blutzuckerspiegels führen.

Gemüse, besonders nicht stärkehaltige Sorten wie Blattgrün, Paprika, Gurken und Brokkoli, sind weitere Säulen einer gesunden Ernährung für Diabetiker. Diese Gemüsesorten sind reich an Vitaminen, Mineralien, Fasern und Antioxidantien, aber arm an Kalorien und Kohlenhydraten, was sie zu idealen Bestandteilen jeder Mahlzeit macht.

Proteine sind essentiell für die Blutzuckerregulation und die allgemeine Gesundheit. Magere Proteinquellen wie Hühnchen, Truthahn, Fisch, Tofu, Hülsenfrüchte und fettarme Milchprodukte liefern notwendige Aminosäuren, ohne den Blutzuckerspiegel stark zu beeinflussen. Fisch, besonders fettreiche Sorten wie Lachs und Makrele, sind auch hervorragende Quellen für Omega-3-Fettsäuren, die Entzündungen reduzieren und die Herzgesundheit fördern können.

Gesunde Fette sind ein weiterer wichtiger Bestandteil der Ernährung eines Diabetikers. Avocados, Nüsse, Samen und Olivenöl sind nicht nur schmackhaft, sondern auch reich an ungesättigten Fettsäuren, die helfen, den Cholesterinspiegel im Gleichgewicht zu halten und das Risiko von Herzkrankheiten zu minimieren.

Zu vermeidende Lebensmittel

Auf der anderen Seite gibt es Lebensmittel, die Diabetiker möglichst meiden sollten. Dazu gehören insbesondere solche mit hohem glykämischen Index, die zu schnellen Blutzuckeranstiegen führen können. Weißbrot, weißer Reis und andere raffinierte Getreideprodukte sollten durch ihre vollkörnigen Gegenstücke ersetzt werden.

Zuckerhaltige Lebensmittel wie Süßigkeiten, Kuchen und auch einige Fruchtsäfte sind reich an schnellen Kohlenhydraten und bieten wenig Nährwert, was sie zu schlechten Wahlmöglichkeiten für die Blutzuckerregulation macht. Auch gesüßte Getränke – einschließlich solcher, die als gesund beworben werden, wie einige Sportgetränke – sind zu vermeiden, da sie große Mengen an Zucker enthalten können.

Fettreiche Lebensmittel, besonders solche mit einem hohen Anteil an gesättigten Fetten wie einige Fleischsorten und Vollfettmilchprodukte, können ebenfalls problematisch sein. Sie tragen nicht nur zur Gewichtszunahme bei, was die Diabeteskontrolle erschweren kann, sondern erhöhen auch das Risiko für Herzerkrankungen.

Ein praktisches Beispiel

Ein ideales diabetikerfreundliches Abendessen könnte aus gegrilltem Lachs mit einem Topping aus gehackten Kräutern und Zitrone, serviert mit einer Seite von Quinoa und einem frischen Salat aus Spinat und Kirschtomaten bestehen. Diese Mahlzeit ist reich an Omega-3-Fettsäuren, Proteinen, Fasern und gesunden Fetten, während sie arm an verarbeiteten Kohlenhydraten und schlechten Fetten ist. Ein solches Abendessen unterstützt nicht nur die Blutzuckerstabilität, sondern fördert auch die Sättigung und Zufriedenheit.

Die richtige Auswahl der Zutaten ist somit nicht nur ein kulinarisches, sondern auch ein gesundheitliches Muss für Diabetiker. Indem man nährstoffreiche, niedrig glykämische Lebensmittel in den Vordergrund stellt und schädliche vermeidet, kann jeder Diabetiker seine Krankheit effektiv managen und sein Wohlbefinden steigern.

Energiespendendes und schnelles Frühstück

1. Haferflocken-Pfannkuchen mit frischen Beeren

Genieße ein belebendes Frühstück mit Haferflocken-Pfannkuchen und frischen Beeren. Diese leichten, mit Mandelmilch zubereiteten Pfannkuchen werden mit einer süßen Auswahl an Himbeeren und Blaubeeren serviert.

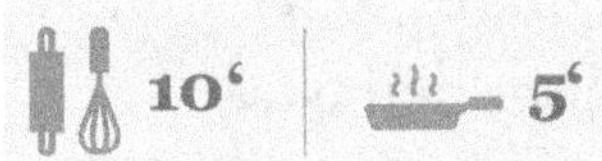 **10'**   **5'**   *Nährwerte (pro Portion): Kalorien 285 | Fett 5 g | Kohlenhydrate 49 g, davon Zucker 12 g | Protein 10 g*

Zutaten (portionen 2):

- 100 g feine Haferflocken
- 150 ml Mandelmilch
- 1 TL Backpulver
- 100 g gemischte Beeren (Himbeeren, Blaubeeren)
- 1 EL Honig (optional, für Diabetiker ggf. weglassen)

Zubereitung:

1. Haferflocken, Mandelmilch und Backpulver in einer Schüssel gut verrühren, bis ein zähflüssiger Teig entsteht.
2. Eine beschichtete Pfanne erhitzen und den Teig portionieren, um kleine Pfannkuchen zu formen. Beidseitig goldbraun braten.

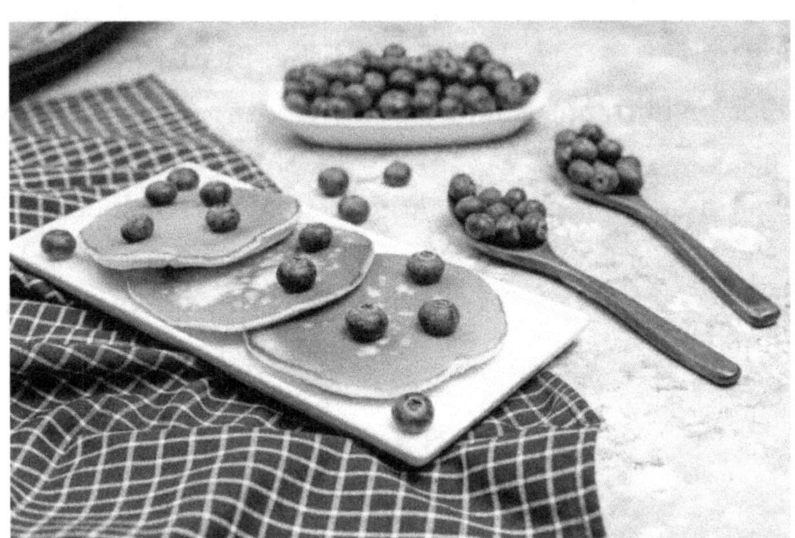

2. Quinoa-Frühstückschale mit Nüssen und Zimt

Genieße ein wärmendes Frühstück mit einer Quinoa-Schale, verfeinert mit Zimt, Walnüssen und frischen Apfelstücken – ein perfekter Start in den Tag.

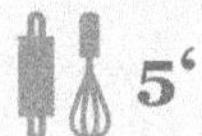 5' 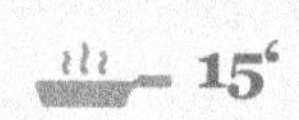 – 15' *Nährwerte (pro Portion): Kalorien 335 | Fett 15 g | Kohlenhydrate 40 g, davon Zucker 10 g | Protein 12 g*

Zutaten (portionen 2):

- 100 g Quinoa
- 30 g Walnüsse, grob gehackt
- 1 TL Zimt
- 200 ml Sojamilch
- 1 Apfel, gewürfelt

Zubereitung:

1. Quinoa gemäß Packungsanweisung in Sojamilch kochen, bis es weich und die Flüssigkeit aufgenommen ist.
2. Zimt unterrühren und in Schalen verteilen.
3. Mit Walnüssen und Apfelwürfeln garnieren.

3. Joghurt-Parfait mit Chia-Samen und Kiwi

Genieße einen frischen Start in den Tag mit einem Joghurt-Parfait aus griechischem Joghurt, Chia-Samen, Kiwi-Scheiben, Vanilleextrakt und knackigen Mandelsplittern.

 10' 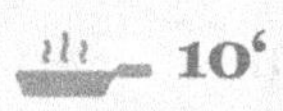 – 10' *Nährwerte (pro Portion): Kalorien 250 | Fett 10 g | Kohlenhydrate 28 g, davon Zucker 15 g | Protein 14 g*

Zutaten (portionen 2):

- 200 g griechischer Joghurt, ungesüßt
- 2 EL Chia-Samen
- 2 Kiwis, geschält und in Scheiben geschnitten
- 1 TL Vanilleextrakt
- 20 g Mandelsplitter

Zubereitung:

1. In zwei Gläser abwechselnd Schichten aus Joghurt, Chia-Samen und Kiwischeiben anlegen.
2. Jedes Glas mit Vanilleextrakt beträufeln und mit Mandelsplittern garnieren.

Erlebe den Geschmack des Herbstes mit dem Kürbis-Smoothie, gemixt aus Kürbispüree, Mandelmilch, Banane und Zimt. Diese köstliche Kombination verwöhnt dich mit einem Hauch von Wärme und Wohlgefühl.

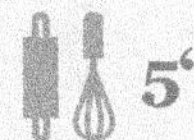 **5'** 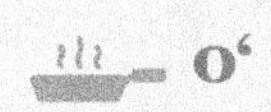 **0'**

Nährwerte (pro Portion): *Kalorien 190 | Fett 4 g | Kohlenhydrate 35 g, davon Zucker 15 g | Protein 5 g*

Zutaten (portionen 2):

- 200 g Kürbispüree (vorgegart)
- 250 ml Mandelmilch
- 1 TL Zimt
- 1 Banane
- 10 g Leinsamen

Zubereitung:

1. Alle Zutaten in einen Mixer geben und glatt pürieren.
2. In Gläser füllen und sofort servieren.

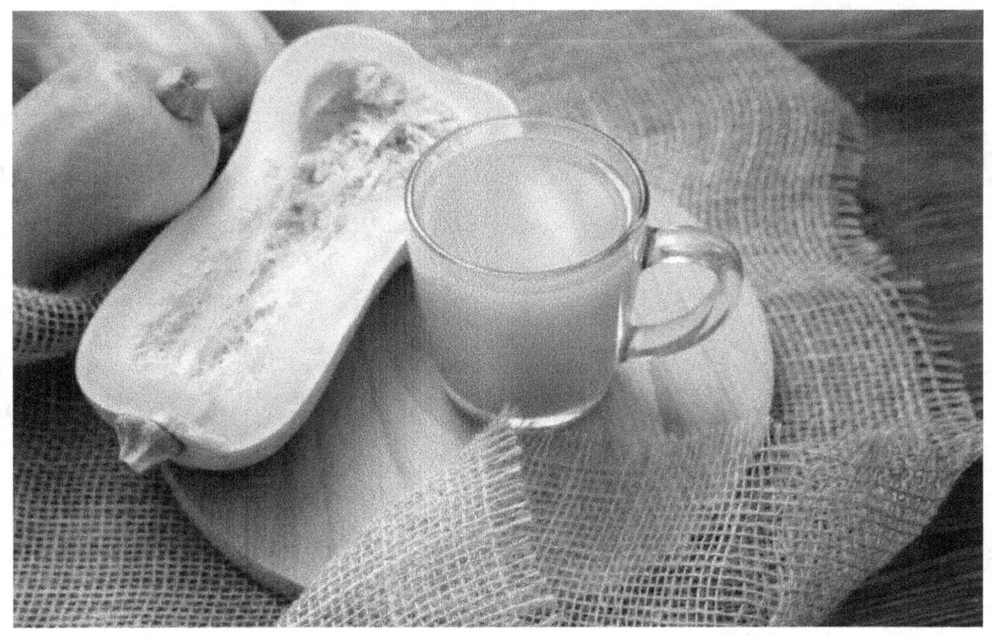

5. Vollkorn-Wraps mit Avocado und Ei

Erlebe ein frisches und nahrhaftes Frühstück mit Vollkorn-Wraps, gefüllt mit cremiger Avocado, zartem Rucola und einem perfekt pochierten Ei – ein köstlicher Start in einen energiegeladenen Tag.

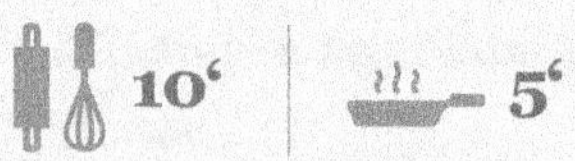

Nährwerte (pro Portion): Kalorien 350 | Fett 20 g | Kohlenhydrate 27 g, davon Zucker 3 g | Protein 15 g

Zutaten (portionen 2):

- 2 Vollkorn-Wraps
- 1 reife Avocado, zerdrückt
- 2 Eier, pochiert
- 30 g Rucola
- Salz und Pfeffer nach Geschmack

Zubereitung:

1. Die Wraps kurz in einer trockenen Pfanne erwärmen.
2. Jeden Wrap mit Avocado und Rucola belegen, ein pochiertes Ei darauf setzen.
3. Mit Salz und Pfeffer würzen und servieren.

6. Buchweizen-Müsli mit frischen Beeren und Nüssen

Genieße ein erfrischendes Frühstück mit Buchweizen-Müsli, angereichert mit Aprikosen, Rosinen, Kardamom und cremigem Joghurt – ein gesunder und aromatischer Start in den Tag.

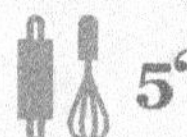 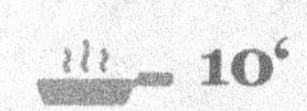

Nährwerte (pro Portion): Kalorien 295 | Fett 3 g | Kohlenhydrate 55 g, davon Zucker 20 g | Protein 10 g

Zutaten (portionen 2):

- 100 g Buchweizen, über Nacht eingeweicht
- 30 g getrocknete Aprikosen, grob gehackt
- 30 g Rosinen
- 200 ml Joghurt, ungesüßt
- 1 TL gemahlener Kardamom

Zubereitung:

1. Buchweizen abtropfen lassen und mit Joghurt, Aprikosen, Rosinen und Kardamom mischen.
2. In Schüsseln füllen und servieren.

Genieße ein leichtes und nahrhaftes Eiweiß-Omelett, verfeinert mit frischem Spinat und würzigem Feta. Diese köstliche Kombination, angebraten in Olivenöl, bietet ein perfektes, gesundes Frühstück.

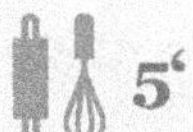 5' | 5'

Nährwerte (pro Portion): *Kalorien 180 | Fett 10 g | Kohlenhydrate 3 g, davon Zucker 1 g | Protein 20 g*

Zutaten (portionen 2):

- 4 Eiweiß
- 100 g frischer Spinat, gewaschen
- 50 g Feta, zerkrümelt
- Salz und Pfeffer nach Geschmack
- 1 TL Olivenöl

Zubereitung:

1. Eiweiß leicht salzen und pfeffern, dann in einer heißen Pfanne mit Olivenöl zu einem Omelett braten.
2. Spinat kurz vor dem Fertigstellen auf eine Hälfte des Omeletts legen, Feta darüber streuen und zusammenklappen.
3. Auf Teller gleiten lassen und sofort servieren.

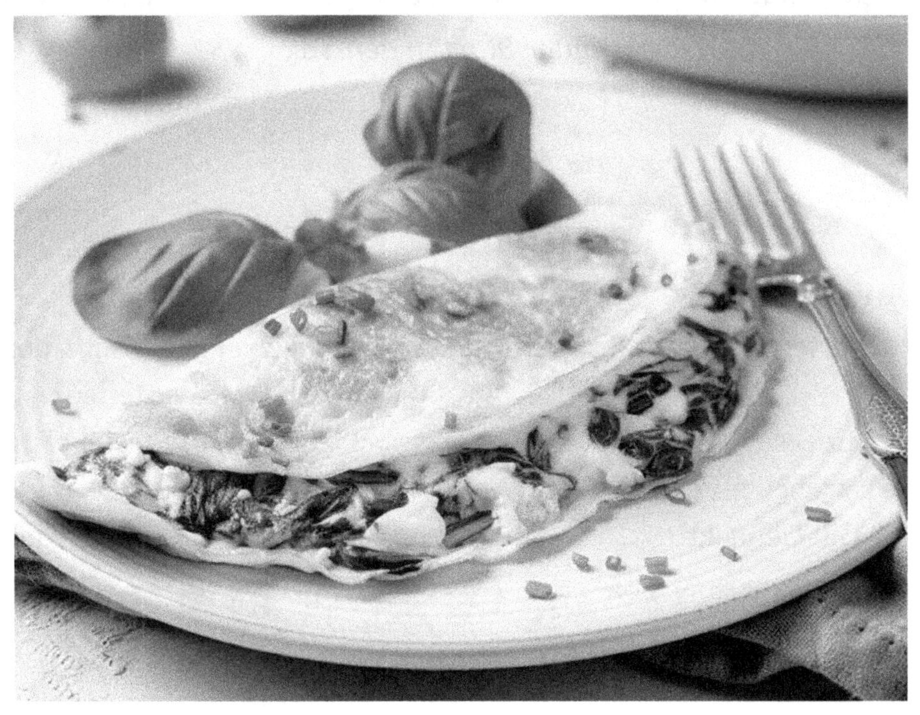

8. Mandelbutter-Toast mit Bananenscheiben

Starte deinen Tag mit einem knusprigen Mandelbutter-Toast, belegt mit süßen Bananenscheiben und bestreut mit Zimt sowie Chia-Samen. Diese Kombination liefert einen energiereichen und schmackhaften Frühstücksgenuss.

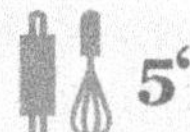 5' 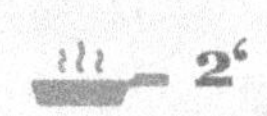 2'

Nährwerte (pro Portion): Kalorien 320 | Fett 15 g | Kohlenhydrate 40 g, davon Zucker 15 g | Protein 8 g

Zutaten (portionen 2):

- 2 Scheiben Vollkornbrot
- 2 EL Mandelbutter
- 1 Banane, in Scheiben geschnitten
- Zimt zum Bestreuen
- 1 TL Chia-Samen

Zubereitung:

1. Vollkornbrot toasten.
2. Jede Scheibe mit Mandelbutter bestreichen, mit Bananenscheiben belegen und mit Zimt und Chia-Samen bestreuen.
3. Sofort servieren.

9. Lachsfrühstücksbowl mit Cottage Cheese

Genieße eine erfrischende Lachsfrühstücksbowl mit cremigem Cottage Cheese, garniert mit geräuchertem Lachs, knackiger roter Zwiebel, Kapern und frischem Dill – ein delikater und gesunder Start in den Tag.

 10' 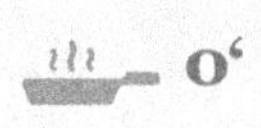 0'

Nährwerte (pro Portion): Kalorien 200 | Fett 10 g | Kohlenhydrate 5 g, davon Zucker 2 g | Protein 22 g

Zutaten (portionen 2):

- 100 g geräucherter Lachs, in Streifen geschnitten
- 150 g Cottage Cheese
- 1 kleine rote Zwiebel, fein gewürfelt
- 2 EL frischer Dill, gehackt
- 1 TL Kapern

Zubereitung:

1. In zwei Schüsseln, den Cottage Cheese als Basis verteilen.
2. Lachs, rote Zwiebel und Kapern darauf anrichten.
3. Mit frischem Dill garnieren und sofort servieren.

Erlebe ein herzhaftes Frühstück mit Süßkartoffel-Hasch, gekrönt von einem zart pochierten Ei. Angebraten in Olivenöl und verfeinert mit Frühlingszwiebeln, bietet dieses Gericht eine perfekte Balance aus Süße und Würze, ideal für einen energiereichen Start in den Tag.

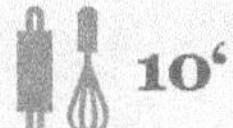 10' 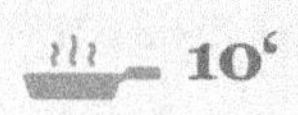 10'

Nährwerte (pro Portion): *Kalorien 275 | Fett 12 g | Kohlenhydrate 30 g, davon Zucker 6 g | Protein 10 g*

Zutaten (portionen 2):

- 200 g Süßkartoffel, gewürfelt und vorgekocht
- 2 Eier, pochiert
- 1 EL Olivenöl
- 30 g Frühlingszwiebeln, geschnitten
- Salz und Pfeffer nach Geschmack

Zubereitung:

1. Olivenöl in einer Pfanne erhitzen und die Süßkartoffelwürfel goldbraun braten.
2. Frühlingszwiebeln hinzufügen und kurz mitbraten.
3. Salzen und pfeffern, dann auf zwei Teller verteilen.
4. Je ein pochiertes Ei auf das Süßkartoffel-Hasch setzen und sofort servieren.

Innovative Frühstücke für jeden Geschmack

11. Veganer Tofu-Scramble mit Paprika und Schwarzkümmel

Genieße ein würziges veganes Frühstück mit Tofu-Scramble, angereichert mit roter Paprika und aromatischem Schwarzkümmel. Dieses Gericht, saftig angebraten in Olivenöl, bietet eine herzhafte und gesunde Alternative, um energiegeladen in den Tag zu starten.

10′ | **10′** | *Nährwerte (pro Portion):* Kalorien 220 | Fett 18 g | Kohlenhydrate 6 g, davon Zucker 3 g | Protein 12 g

Zutaten (portionen 2):

- 200 g Tofu, natur, zerkrümelt
- 1 rote Paprika, gewürfelt
- 1 TL Schwarzkümmel
- 2 EL Olivenöl
- Salz und Pfeffer nach Geschmack

Zubereitung:

1. Olivenöl in einer Pfanne erhitzen und die Paprikawürfel darin anbraten, bis sie weich sind.
2. Zerkrümelten Tofu und Schwarzkümmel hinzufügen, mit Salz und Pfeffer würzen und alles gut vermengen. Unter gelegentlichem Rühren braten, bis der Tofu leicht gebräunt ist.
3. Heiß servieren.

Starte deinen Tag mit einem nahrhaften Frühstück aus Protein-Pancakes, serviert mit einem warmen Apfel-Zimt-Topping. Diese Kombination aus zuckerfreier Pfannkuchenmischung und Mandelmilch, verfeinert mit in Kokosöl angebratenen Apfelscheiben, bietet ein köstlich süßes und gleichzeitig gesundes Geschmackserlebnis.

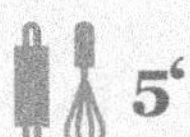 5' 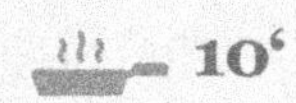 10' **Nährwerte (pro Portion):** *Kalorien 270 | Fett 7 g | Kohlenhydrate 25 g, davon Zucker 10 g | Protein 21 g*

Zutaten (portionen 2):

- 100 g Protein-Pfannkuchenmischung (zuckerfrei, wenn verfügbar)
- 150 ml Mandelmilch (ungesüßt)
- 1 Apfel, in dünne Scheiben geschnitten
- 1 TL Zimt
- 1 TL Kokosöl

Zubereitung:

1. Pfannkuchenmischung mit der Mandelmilch anrühren, bis ein glatter Teig entsteht.
2. Kokosöl in einer Pfanne erhitzen und die Pfannkuchen bei mittlerer Hitze beidseitig goldbraun ausbacken.
3. Die Apfelscheiben in der gleichen Pfanne mit dem Zimt bestreuen und bei mittlerer Hitze kurz anbraten, bis sie leicht weich sind.
4. Die Pfannkuchen auf Tellern anrichten und mit den warmen Apfelscheiben servieren.

Starte gesund in den Tag mit Bircher-Müsli, angereichert mit frischen Aprikosen, Chiasamen und knackigen Mandeln – ein nahrhaftes und erfrischendes Frühstück.

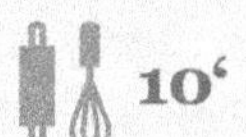 **10'** 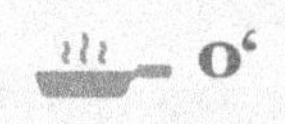 **0'** | **Nährwerte (pro Portion):** *Kalorien 290 | Fett 14 g | Kohlenhydrate 30 g, davon Zucker 8 g | Protein 9 g*

Zutaten (portionen 2):

- 50 g Haferflocken
- 150 ml Mandelmilch
- 30 g Mandeln, gehackt
- 2 frische Aprikosen, entkernt und gewürfelt
- 1 TL Chiasamen

Zubereitung:

1. Haferflocken über Nacht in Mandelmilch zusammen mit den Chiasamen einweichen lassen. Die Chiasamen fügen zusätzliche Ballaststoffe hinzu und helfen, eine gelartige Konsistenz zu erzielen, die für ein sättigendes Frühstück sorgt.
2. Am nächsten Morgen die gehackten Mandeln und frisch gewürfelten Aprikosen unterrühren.
3. Kalt servieren.

Erlebe den Geschmack des Mittelmeers mit einer herzhaften Shakshuka, verfeinert mit fettarmem Feta. Diese pikante Kombination aus würzigen Tomaten, weichen Eiern und einer Note Paprika bietet ein wärmendes und gesundes Frühstück.

 **10'** **20'** *Nährwerte (pro Portion):* *Kalorien 220 | Fett 15 g | Kohlenhydrate 10 g, davon Zucker 6 g | Protein 14 g*

Zutaten (portionen 2):

- 200 g gehackte Tomaten (aus der Dose)
- 50 g fettarmer Feta, zerkrümelt
- 2 Eier
- 1 TL Paprikapulver
- 1 EL Olivenöl

Zubereitung:

1. Olivenöl in einer Pfanne erhitzen, Paprikapulver kurz anschwitzen.
2. Gehackte Tomaten hinzufügen und ca. 10 Minuten köcheln lassen, bis die Sauce etwas eindickt.
3. Eier vorsichtig aufschlagen und in die Sauce gleiten lassen. Bei niedriger Hitze köcheln, bis die Eier gestockt sind.
4. Mit Feta bestreuen und servieren.

Genieße leichte Kichererbsenpfannkuchen, serviert mit einer frischen Avocado-Salsa aus Tomaten und Limette – ein perfektes, geschmackvolles Gericht.

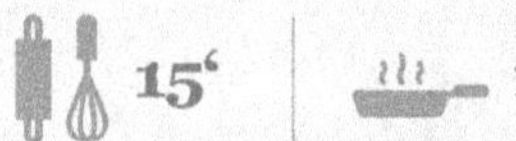 **15'** | **10'** | ***Nährwerte (pro Portion):*** *Kalorien 280 | Fett 15 g | Kohlenhydrate 28 g, davon Zucker 4 g | Protein 9 g*

Zutaten (portionen 2):

- 100 g Kichererbsenmehl
- 1 reife Avocado, gewürfelt
- 50 g Cherrytomaten, halbiert
- 1 EL Limettensaft
- Salz und Pfeffer nach Geschmack

Zubereitung:

1. Kichererbsenmehl mit Wasser zu einem glatten Teig rühren, salzen und pfeffern.
2. In einer heißen Pfanne mit wenig Öl dünne Pfannkuchen ausbacken.
3. Avocado, Tomaten und Limettensaft mischen, um die Salsa herzustellen.
4. Pfannkuchen mit der Avocado-Salsa servieren.

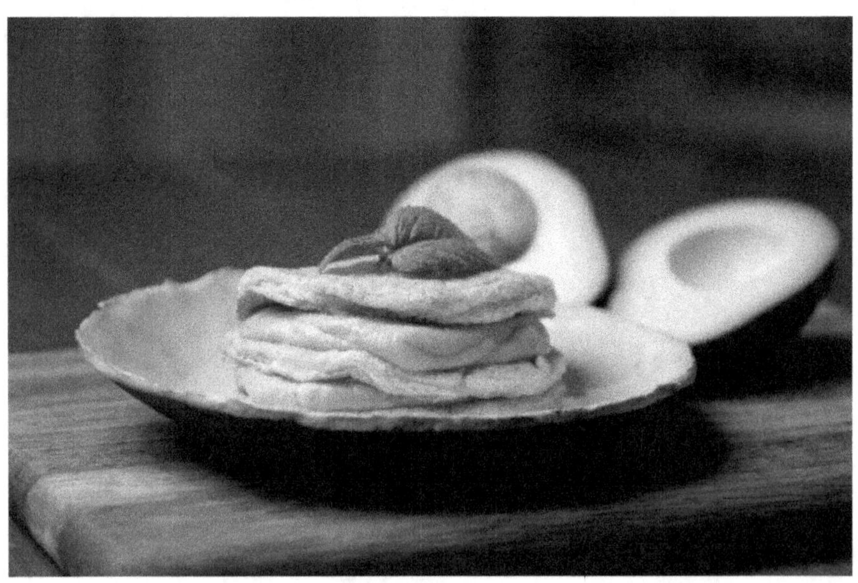

16. Frühstückstacos mit Bohnen und Gemüse

Starte den Tag mit herzhaften Frühstückstacos, gefüllt mit schwarzen Bohnen und buntem Gemüse in Vollkorn-Tortillas – ein leckerer, nahrhafter Beginn.

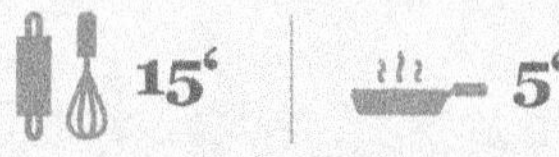 **15'**   **5'**   *Nährwerte (pro Portion): Kalorien 240 | Fett 9 g | Kohlenhydrate 33 g, davon Zucker 3 g | Protein 9 g*

Zutaten (portionen 2):

- 2 kleine Vollkorn-Tortillas
- 100 g schwarze Bohnen, gekocht und abgetropft
- 50 g Paprika, gewürfelt
- 1 kleine rote Zwiebel, gewürfelt
- 1 EL Olivenöl

Zubereitung:

1. Olivenöl in einer Pfanne erhitzen und Zwiebeln und Paprika anbraten, bis sie weich sind.
2. Schwarze Bohnen hinzufügen und erwärmen.
3. Die Mischung auf die Tortillas verteilen und zusammenklappen.
4. Sofort servieren.

17. Bagel mit geräucherter Forelle und Frischkäse

Starte den Tag mit einem luxuriösen Räucherforellen-Bagel auf kohlenhydratreduziertem Vollkorn-Bagel, verfeinert mit fettarmem Frischkäse und Schnittlauch – ein gesundes Genusserlebnis.

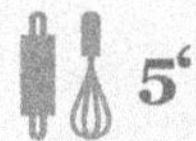 **5'**   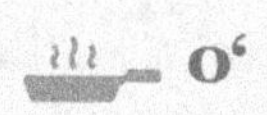 **0'**   *Nährwerte (pro Portion): Kalorien 320 | Fett 8 g | Kohlenhydrate 30 g, davon Zucker 4 g | Protein 26 g*

Zutaten (portionen 2):

- 2 kohlenhydratreduzierte Vollkorn-Bagels, halbiert und getoastet
- 100 g Räucherforelle, in Streifen
- 50 g Frischkäse, fettarm
- 1 EL Schnittlauch, fein geschnitten
- Frischer Pfeffer nach Geschmack

Zubereitung:

1. Bagels toasten und gleichmäßig mit dem fettarmen Frischkäse bestreichen.
2. Die Streifen der Räucherforelle auf den mit Frischkäse bestrichenen Bagels verteilen.
3. Mit fein geschnittenem Schnittlauch bestreuen und nach Belieben frisch gemahlenen Pfeffer darüber geben.
4. Sofort servieren, um die Frische und den knusprigen Genuss zu bewahren.

18. Übernacht-Haferflocken mit Himbeeren und Kokos

Starte deinen Morgen mit Übernacht-Haferflocken, eingeweicht in Kokosmilch, verfeinert mit Himbeeren und Chiasamen – ein süßes, erfrischendes Frühstück, das Energie für den Tag liefert.

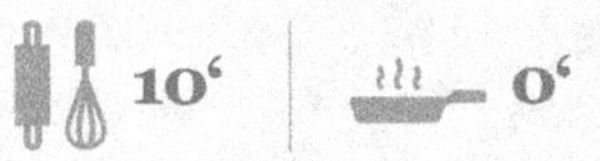 10'   0'

Nährwerte (pro Portion): *Kalorien 265 | Fett 15 g | Kohlenhydrate 30 g, davon Zucker 8 g | Protein 6 g*

Zutaten (portionen 2):

- 50 g Haferflocken
- 150 ml Kokosmilch
- 50 g Himbeeren
- 1 TL Chiasamen
- 1 TL Honig (optional)

Zubereitung:

1. Haferflocken, Chiasamen und Kokosmilch in einem verschließbaren Gefäß vermischen.
2. Über Nacht im Kühlschrank quellen lassen.
3. Vor dem Servieren mit Himbeeren und optional Honig garnieren.

19. Gemüse-Quiche ohne Teig

Genieße eine herzhafte Gemüse-Quiche ohne Teig, reich an frischem Spinat, saftigen Kirschtomaten und cremigem Ziegenkäse – ein perfektes, leichtes Gericht für jede Mahlzeit.

 10' 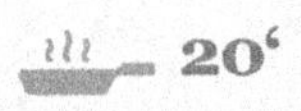 20'

Nährwerte (pro Portion): *Kalorien 240 | Fett 15 g | Kohlenhydrate 6 g, davon Zucker 3 g | Protein 20 g*

Zutaten (portionen 2):

- 4 Eier
- 100 g Spinat, frisch oder gefroren
- 50 g Kirschtomaten, halbiert
- 30 g Ziegenkäse, zerbröckelt
- Salz und Pfeffer nach Geschmack

Zubereitung:

1. Den Ofen auf 180°C vorheizen.
2. Eier in einer Schüssel schlagen und mit Salz und Pfeffer würzen.
3. Spinat, Tomaten und Ziegenkäse hinzufügen und gut vermischen.
4. Die Mischung in eine kleine, gefettete Backform geben.
5. Für 20 Minuten backen oder bis die Masse fest und goldbraun ist.
6. Warm servieren.

Genieße ein gesundes Apfel-Nuss-Brot, gebacken mit Vollkornmehl und angereichert mit Chiasamen und Walnüssen. Dieses nahrhafte Brot kombiniert die Süße von Äpfeln mit der knackigen Textur von Nüssen – ein idealer, gesunder Snack oder Frühstücksbegleiter.

 15' 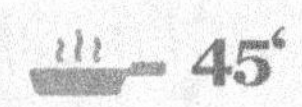 45'

Nährwerte (pro Portion): *Kalorien 310 | Fett 10 g | Kohlenhydrate 45 g, davon Zucker 6 g | Protein 10 g*

Zutaten (portionen 2):

- 150 g Vollkornmehl
- 1 Apfel, grob gerieben
- 30 g Walnüsse, grob gehackt
- 1 TL Backpulver
- 50 ml Mandelmilch, ungesüßt
- 1 TL Chiasamen
- 2 TL Erythritol (oder ein anderer geeigneter Zuckerersatz für Diabetiker)

Zubereitung:

1. Den Ofen auf 180°C vorheizen.
2. Vollkornmehl, Backpulver, Erythritol, Chiasamen, geriebenen Apfel, Walnüsse und Mandelmilch in einer Schüssel vermischen, bis ein gleichmäßiger Teig entsteht.
3. Die Teigmischung in eine kleine, gefettete Brotform füllen.
4. Für 45 Minuten backen oder bis ein Zahnstocher sauber herauskommt.
5. Aus dem Ofen nehmen und auf einem Gitter abkühlen lassen.
6. In Scheiben schneiden und servieren.

Nahrhafte und originelle Hauptgerichte

21. Lachsfilet mit Zitronendill und Quinoa-Salat

Genieße ein feines Lachsfilet, perfekt gebraten und abgeschmeckt mit Zitronendill, serviert auf einem erfrischenden Quinoa-Salat. Dieses Gericht kombiniert delikaten Fischgeschmack mit der Frische von Zitrone und Dill für ein leichtes, gesundes Mahl.

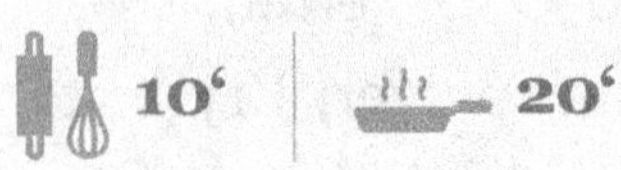

10′ | 20′

Nährwerte (pro Portion): Kalorien 410 | Fett 18 g | Kohlenhydrate 30 g, davon Zucker 1 g | Protein 35 g

Zutaten (portionen 2):

- 2 Lachsfilets (je 150 g)
- 100 g Quinoa
- 1 Zitrone (Saft und Abrieb)
- 1 EL frischer Dill, gehackt
- Salz und Pfeffer nach Geschmack

Zubereitung:

1. Quinoa nach Packungsanleitung kochen und abkühlen lassen.
2. Lachsfilets salzen und pfeffern, mit Zitronensaft beträufeln und in einer Pfanne mit etwas Olivenöl 4 Minuten je Seite braten.
3. Gekochten Quinoa mit Zitronenabrieb und Dill mischen, mit den Lachsfilets servieren.

Erlebe eine nährstoffreiche Mahlzeit mit gerösteten Süßkartoffel-Bowls, kombiniert mit Grünkohl und Kichererbsen. Dieses Gericht bietet eine köstliche Mischung aus süßen, weichen Süßkartoffeln und dem knackigen Grünkohl, perfekt abgerundet durch proteinreiche Kichererbsen.

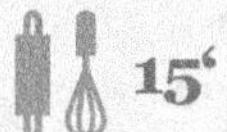 15' 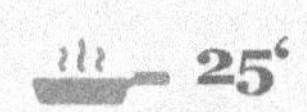 25'   *Nährwerte (pro Portion):* *Kalorien 345 | Fett 10 g | Kohlenhydrate 55 g, davon Zucker 7 g | Protein 12 g*

Zutaten (portionen 2):

- 200 g Süßkartoffeln, gewürfelt
- 100 g Grünkohl, grob gehackt
- 100 g Kichererbsen, abgespült und abgetropft
- 1 EL Olivenöl
- Salz und Pfeffer nach Geschmack

Zubereitung:

1. Backofen auf 200°C vorheizen. Süßkartoffeln mit Olivenöl, Salz und Pfeffer mischen und auf einem Backblech 20 Minuten rösten, bis sie weich sind.
2. Grünkohl in den letzten 5 Minuten zu den Süßkartoffeln geben.
3. Röstgemüse in Schüsseln geben, Kichererbsen darüberstreuen und servieren.

23. Zucchini-Nudeln mit Avocado-Pesto

Genieße frische Zucchini-Nudeln mit einem cremigen Avocado-Pesto, angereichert mit Knoblauch und Zitronensaft – ein leichtes, gesundes Gericht.

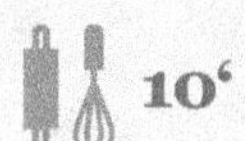 10' 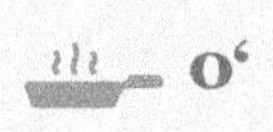 0'   *Nährwerte (pro Portion):* *Kalorien 230 | Fett 18 g | Kohlenhydrate 15 g, davon Zucker 7 g | Protein 4 g*

Zutaten (portionen 2):

- 2 große Zucchini, spiralförmig geschnitten
- 1 reife Avocado
- 1 Knoblauchzehe
- 1 EL Zitronensaft
- Salz und Pfeffer nach Geschmack

Zubereitung:

1. Avocado, Knoblauch und Zitronensaft in einem Mixer pürieren, um das Pesto herzustellen. Mit Salz und Pfeffer abschmecken.
2. Zucchini-Nudeln in einer Pfanne kurz erwärmen, das Avocado-Pesto unterrühren und sofort servieren.

Genieße knusprige Hähnchenbrust mit Mandelkruste, serviert mit geröstetem Brokkoli. Dieses Gericht kombiniert saftiges Hähnchen mit der nussigen Note der Mandeln und dem herzhaften Geschmack von Brokkoli zu einer gesunden, schmackhaften Mahlzeit.

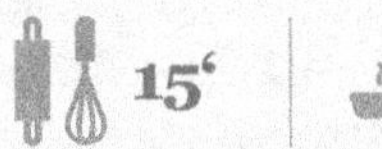 15' | 20' | *Nährwerte (pro Portion):* Kalorien 435 | Fett 23 g | Kohlenhydrate 10 g, davon Zucker 3 g | Protein 45 g

Zutaten (portionen 2):

- 2 Hähnchenbrustfilets (je 150 g)
- 50 g gemahlene Mandeln
- 200 g Brokkoli, in Röschen geschnitten
- 1 EL Olivenöl
- Salz und Pfeffer nach Geschmack

Zubereitung:

1. Backofen auf 200°C vorheizen.
2. Hähnchenbrust salzen, pfeffern und in gemahlenen Mandeln wälzen.
3. Brokkoli mit Olivenöl und etwas Salz mischen und auf einem Backblech verteilen.
4. Hähnchenbrust und Brokkoli 20 Minuten backen, bis das Hähnchen durchgegart und der Brokkoli knusprig ist.
5. Zusammen servieren.

Genieße saftige Rinderstreifen auf einem Bett aus frischem Rucola, verfeinert mit gehobeltem Parmesan. Diese schmackhafte Kombination aus zartem Rindfleisch und würzigem Käse bietet ein schnelles, elegantes und nahrhaftes Gericht.

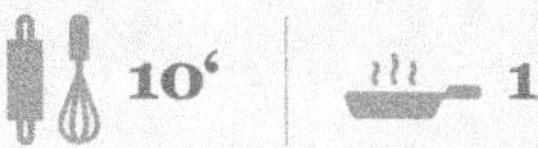 **10'**   **10'**   ***Nährwerte (pro Portion):*** *Kalorien 320 | Fett 18 g | Kohlenhydrate 1 g, davon Zucker 0 g | Protein 36 g*

Zutaten (portionen 2):

- 200 g Rinderfilet, in Streifen geschnitten
- 100 g Rucola
- 30 g Parmesan, gehobelt
- 1 EL Olivenöl
- Salz und Pfeffer nach Geschmack

Zubereitung:

1. Olivenöl in einer Pfanne erhitzen und die Rinderstreifen schnell anbraten, bis sie gerade durch sind. Mit Salz und Pfeffer würzen.
2. Rucola auf Teller verteilen, die heißen Rinderstreifen darauf anrichten und mit Parmesan bestreuen.
3. Sofort servieren.

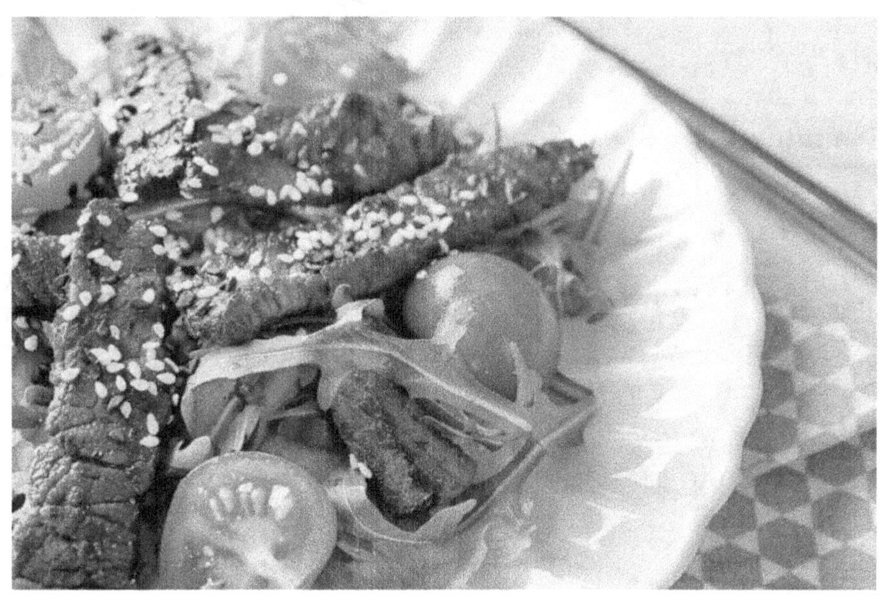

Genieße einen gesunden, diabetikerfreundlichen Burger mit schwarzen Bohnen und Zucchini auf Vollkornbrötchen, ideal für einen nahrhaften und schmackhaften Genuss.

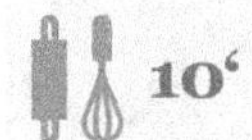 **20'**   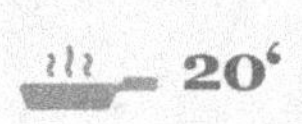 **10'**   **Nährwerte (pro Portion):** *Kalorien 350 | Fett 9 g | Kohlenhydrate 50 g, davon Zucker 5 g | Protein 16 g*

Zutaten (portionen 2):

- 100 g schwarze Bohnen, gekocht und zerdrückt
- 100 g Zucchini, gerieben und ausgedrückt
- 2 Vollkornbrötchen oder Brötchen aus Niedrig-Glykämischen Mehlen
- 1 EL Olivenöl
- Salz und Pfeffer nach Geschmack
- Optional: Frische Kräuter wie Petersilie oder Koriander, fein gehackt

Zubereitung:

1. Schwarze Bohnen und Zucchini in einer Schüssel mit Salz, Pfeffer und optionalen Kräutern gut vermischen. Aus der Mischung zwei Patties formen.
2. In einer Pfanne mit Olivenöl die Patties von beiden Seiten anbraten, bis sie knusprig und durchgegart sind.
3. Die Patties auf den Vollkornbrötchen oder Brötchen aus niedrig-glykämischen Mehlen servieren.

27. Thunfischsteak mit Salsa Verde und wildem Reis

Genieße saftige Thunfischsteaks mit frischer Salsa Verde und wildem Reis – eine perfekte Kombination aus Geschmack und Frische.

10'   **20'**   **Nährwerte (pro Portion):** *Kalorien 410 | Fett 14 g | Kohlenhydrate 35 g, davon Zucker 1 g | Protein 40 g*

Zutaten (portionen 2):

- 2 Thunfischsteaks (je 150 g)
- 100 g wilder Reis
- 1 EL Kapern
- 1 Handvoll frische Kräuter (Petersilie, Basilikum, Minze), gehackt
- 1 EL Olivenöl

Zubereitung:

1. Wilden Reis nach Packungsanleitung kochen.
2. Olivenöl in einer Pfanne erhitzen und die Thunfischsteaks von jeder Seite 3 Minuten anbraten.
3. Kapern und Kräuter mischen, um die Salsa Verde zu erstellen.
4. Thunfischsteaks mit wildem Reis und Salsa Verde servieren.

28. Gebackener Tofu mit Sesamglazuur und Gemüsestirfry

Genieße gebackenen Tofu mit Sesamglazuur, begleitet von einem bunten Gemüsestirfry – ein knackiges, gesundes Gericht.

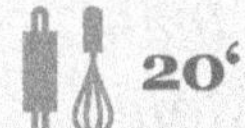 15' 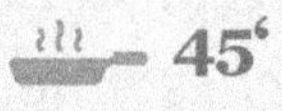 20' **Nährwerte (pro Portion):** *Kalorien 265 | Fett 15 g | Kohlenhydrate 20 g, davon Zucker 5 g | Protein 18 g*

Zutaten (portionen 2):

- 200 g fester Tofu, in Würfel geschnitten
- 200 g gemischtes Gemüse (Paprika, Brokkoli, Karotten)
- 2 EL Sojasauce
- 1 EL Sesamsamen
- 1 EL Olivenöl

Zubereitung:

1. Tofu mit Sojasauce und Sesamsamen marinieren und auf einem Backblech 20 Minuten bei 200°C backen.
2. Olivenöl in einer Pfanne erhitzen und das Gemüse schnell anbraten.
3. Gebackenen Tofu mit dem Gemüsestirfry servieren.

29. Putenrollbraten mit Apfel und Sellerie

Genieße einen saftigen Putenrollbraten gefüllt mit einer aromatischen Mischung aus Apfel und Sellerie, gewürzt mit Thymian. Ein perfekt gewürztes und zartes Gericht für ein herzhaftes Mahl.

20' 45' **Nährwerte (pro Portion):** *Kalorien 260 | Fett 3 g | Kohlenhydrate 15 g, davon Zucker 10 g | Protein 40 g*

Zutaten (portionen 2):

- 300 g Putenbrust, flach geklopft
- 1 Apfel, fein gewürfelt
- 50 g Sellerie, fein gewürfelt
- 1 TL getrockneter Thymian
- Salz und Pfeffer nach Geschmack

Zubereitung:

1. Backofen auf 180°C vorheizen.
2. Apfel und Sellerie mit Thymian mischen, mit Salz und Pfeffer würzen.
3. Die Mischung auf der Putenbrust verteilen, aufrollen und mit Küchengarn binden.
4. Im Ofen 45 Minuten backen, bis der Putenbraten durchgegart ist.
5. In Scheiben schneiden und servieren.

Genieße einen frischen Quinoa-Salat mit bunt geröstetem Gemüse und Feta, verfeinert mit Olivenöl – ein gesundes, geschmackvolles Gericht.

 **10'** 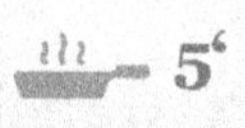 **20'** **Nährwerte (pro Portion):** *Kalorien 375 | Fett 15 g | Kohlenhydrate 45 g, davon Zucker 5 g | Protein 15 g*

Zutaten (portionen 2):

- 100 g Quinoa
- 200 g gemischtes Gemüse (Zucchini, Paprika, Auberginen), gewürfelt
- 50 g Feta, zerkrümelt
- 2 EL Olivenöl
- Salz und Pfeffer nach Geschmack

Zubereitung:

1. Quinoa gemäß Packungsanweisung zubereiten.
2. Gemüse mit 1 EL Olivenöl mischen, salzen und pfeffern, und bei 200°C 20 Minuten rösten.
3. Das geröstete Gemüse mit der gekochten Quinoa mischen, den zerkrümelten Feta darüberstreuen und mit dem restlichen Olivenöl beträufeln.
4. Den Salat entweder warm oder kalt servieren.

31. Gegrillte Garnelen mit Mango-Avocado-Salsa

Genieße gegrillte Garnelen, serviert mit einer frischen Mango-Avocado-Salsa und einem Spritzer Limettensaft – ein lebendiges, geschmackvolles Gericht für ein besonderes Mahl.

15' **5'** **Nährwerte (pro Portion):** *Kalorien 320 | Fett 15 g | Kohlenhydrate 25 g, davon Zucker 15 g | Protein 25 g*

Zutaten (portionen 2):

- 200 g Garnelen, geschält und entdarmt
- 1 Mango, gewürfelt
- 1 Avocado, gewürfelt
- 1 EL Limettensaft
- Salz und Pfeffer nach Geschmack

Zubereitung:

1. Garnelen mit etwas Salz und Pfeffer würzen und auf dem Grill oder in einer Grillpfanne 2-3 Minuten je Seite grillen.
2. Mango, Avocado und Limettensaft mischen, um die Salsa zu erstellen.
3. Gegrillte Garnelen mit der Salsa servieren.

Genieße ein herzhaftes Pilz-Quinoa-Risotto, verfeinert mit frischem Thymian und einem Hauch von Olivenöl – eine gesunde, geschmackvolle Variante des klassischen Risottos.

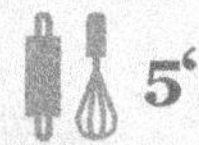 **5'** | **30'** | ***Nährwerte (pro Portion):*** *Kalorien 330 | Fett 14 g | Kohlenhydrate 40 g, davon Zucker 2 g | Protein 11 g*

Zutaten (portionen 2):

- 100 g Quinoa (als Ersatz für Risottoreis)
- 200 g gemischte Pilze, gesäubert und geschnitten
- 1 TL frischer Thymian, gehackt
- 2 EL Olivenöl
- Salz und Pfeffer nach Geschmack

Zubereitung:

1. In einem Topf 1 EL Olivenöl erhitzen. Die Pilze zusammen mit dem Thymian anbraten, bis sie weich sind.
2. Die Quinoa hinzufügen und kurz mit anbraten, dann nach und nach Wasser hinzufügen und unter ständigem Rühren kochen, bis die Quinoa weich und die Mischung cremig ist.
3. Mit Salz und Pfeffer abschmecken und servieren.

Genieße einen herzhaften Linseneintopf mit einer bunten Mischung aus Gemüse und Tomaten, sanft gekocht in Olivenöl – ein wärmendes, nahrhaftes Gericht für kühle Tage.

10' | **30'** | **Nährwerte (pro Portion):** *Kalorien 295 | Fett 7 g | Kohlenhydrate 40 g, davon Zucker 10 g | Protein 15 g*

Zutaten (portionen 2):

- 100 g grüne Linsen
- 200 g gemischtes Gemüse (Karotten, Sellerie, Zwiebel), gewürfelt
- 200 g Tomaten, gehackt
- 1 EL Olivenöl
- Salz und Pfeffer nach Geschmack

Zubereitung:

1. Olivenöl in einem Topf erhitzen, Gemüse anbraten, bis es weich ist.
2. Linsen und Tomaten hinzufügen, mit Wasser bedecken und 30 Minuten köcheln lassen, bis die Linsen weich sind.
3. Mit Salz und Pfeffer abschmecken und heiß servieren.

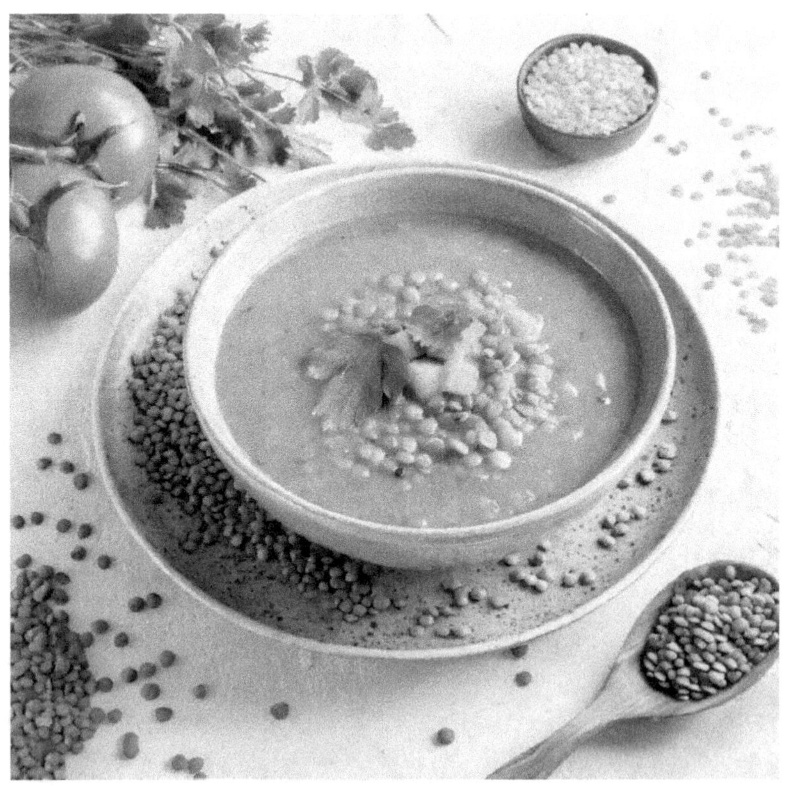

Genieße eine köstliche Falafel-Bowl mit frischem Tzatziki und Vollkornpita. Diese Kombination aus würzigen Falafeln und kühlem Tzatziki liefert ein geschmackvolles, sättigendes Mahl.

🥢 20' | 🍳 20' | ***Nährwerte (pro Portion):*** *Kalorien 350 | Fett 12 g | Kohlenhydrate 45 g, davon Zucker 4 g | Protein 20 g*

Zutaten (portionen 2):

Für die Falafel:

- 200 g getrocknete Kichererbsen, über Nacht eingeweicht
- 1 kleine Zwiebel, grob gehackt
- 2 Knoblauchzehen, gehackt
- Handvoll frische Petersilie, gehackt
- Handvoll frischer Koriander, gehackt
- 1 TL gemahlener Kreuzkümmel
- 1 TL gemahlener Koriander
- 1/2 TL Cayennepfeffer (optional)
- 1 TL Backpulver
- Salz und Pfeffer nach Geschmack
- 1 TL Sesamsamen (optional)
- 2 EL Olivenöl (zum Backen)

Für das Tzatziki:

- 100 g Gurke, gerieben und entwässert
- 100 g griechischer Joghurt, fettarm
- 1 Knoblauchzehe, fein gehackt
- Ein Spritzer Zitronensaft
- Salz und Pfeffer nach Geschmack

Zusätzlich:

- 1 Vollkornpita-Brot

Zubereitung:

Falafel:

1. Kichererbsen abtropfen lassen, mit Zwiebel, Knoblauch, Petersilie, Koriander, Gewürzen und Salz im Food Processor pürieren.
2. Backpulver einrühren, Teig formen, auf Wunsch Sesamsamen darüber streuen.
3. Auf Backpapier legen, mit Olivenöl beträufeln und bei 200°C ca. 20 Minuten backen.

Tzatziki:

1. Gurke, Joghurt, Knoblauch, Zitronensaft, Salz und Pfeffer mischen.

Anrichten:

1. Falafel mit Tzatziki garnieren.
2. Pita-Brot erwärmen, in Stücke schneiden und dazu servieren.

35. Spaghetti Squash mit Tomaten und Basilikum

Genieße Spaghetti Squash mit saftigen Cherrytomaten und frischem Basilikum, leicht verfeinert mit Olivenöl – eine einfache, gesunde Mahlzeit.

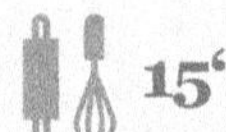 **10'** 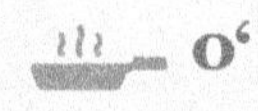 **40'** | **Nährwerte (pro Portion):** *Kalorien 180 | Fett 7 g | Kohlenhydrate 27 g, davon Zucker 10 g | Protein 2 g*

Zutaten (portionen 2):

- 1 Spaghetti-Kürbis (ca. 800 g)
- 100 g Cherrytomaten, halbiert
- 1 Handvoll frischer Basilikum, gehackt
- 1 EL Olivenöl
- Salz und Pfeffer nach Geschmack

Zubereitung:

1. Spaghetti-Kürbis längs halbieren, entkernen und bei 200°C 40 Minuten backen, bis das Fleisch faserig ist.
2. Mit einer Gabel das Fleisch zu Spaghetti lösen.
3. Kürbis-Spaghetti mit Olivenöl, Tomaten und Basilikum mischen, salzen und pfeffern.
4. Warm servieren.

36. Avocado Carpaccio mit Ziegenkäse und frischen Kräutern

Genieße ein Avocado Carpaccio mit Ziegenkäse und frischen Kräutern, beträufelt mit Olivenöl – ein leichtes, elegantes Gericht.

15' **0'** | **Nährwerte (pro Portion):** *Kalorien 250 | Fett 21 g | Kohlenhydrate 8 g, davon Zucker 1 g | Protein 7 g*

Zutaten (portionen 2):

- 1 große reife Avocado, in dünne Scheiben geschnitten
- 50 g Ziegenkäse, zerkrümelt
- 1 EL Olivenöl
- Frische Kräuter (z.B. Dill oder Petersilie), gehackt
- Salz und frisch gemahlener schwarzer Pfeffer nach Geschmack

Zubereitung:

1. Avocado-Scheiben vorsichtig auf einem Teller anrichten.
2. Ziegenkäse und frisch gehackte Kräuter gleichmäßig darüber verteilen und das Ganze mit Olivenöl beträufeln.
3. Mit Salz und frisch gemahlenem Pfeffer würzen und sofort servieren.

37. Gedämpfter Fisch mit Ingwer und Frühlingszwiebeln

Genieße gedämpften Fisch mit Ingwer und Frühlingszwiebeln, verfeinert mit Sojasauce und Sesamöl – ein zartes, aromatisches Gericht.

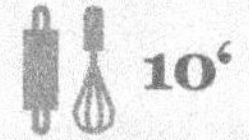 10' | 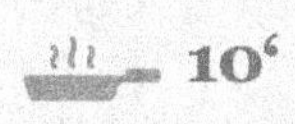 10' **Nährwerte (pro Portion):** *Kalorien 190 | Fett 4 g | Kohlenhydrate 2 g, davon Zucker 0 g | Protein 34 g*

Zutaten (portionen 2):

- 2 Fischfilets (z.B. Kabeljau, je 150 g)
- 1 Stück Ingwer, fein gehackt
- 2 Frühlingszwiebeln, in Ringe geschnitten
- 1 EL Sojasauce
- 1 TL Sesamöl

Zubereitung:

1. Fischfilets in einem Dämpfkorb über kochendem Wasser mit Ingwer bedecken und 10 Minuten dämpfen.
2. In der letzten Minute Frühlingszwiebeln hinzufügen.
3. Mit Sojasauce und Sesamöl beträufeln und sofort servieren.

38. Ratatouille mit Aubergine und Zucchini

Genieße eine klassische Ratatouille mit Aubergine, Zucchini und Tomaten, sanft gekocht in Olivenöl – ein herzhaftes, gesundes Gericht.

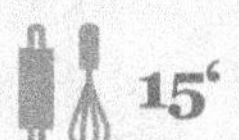 15' | 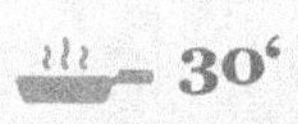 30' **Nährwerte (pro Portion):** *Kalorien 120 | Fett 7 g | Kohlenhydrate 15 g, davon Zucker 9 g | Protein 3 g*

Zutaten (portionen 2):

- 1 kleine Aubergine, gewürfelt
- 1 Zucchini, gewürfelt
- 200 g Tomaten, gehackt
- 1 EL Olivenöl
- Salz und Pfeffer nach Geschmack

Zubereitung:

1. Olivenöl in einer großen Pfanne erhitzen und Aubergine und Zucchini anbraten, bis sie weich sind.
2. Tomaten hinzufügen, mit Salz und Pfeffer würzen und bei mittlerer Hitze 20 Minuten köcheln lassen, bis alles gut verbunden und weich ist.
3. Heiß servieren.

Genieße würziges Hühner-Curry mit Kokosmilch, sanft gekocht zu zartem Hähnchen in einer aromatischen Sauce – ein wärmendes, geschmackvolles Gericht.

10' | **20'** | *Nährwerte (pro Portion): Kalorien 365 | Fett 22 g | Kohlenhydrate 15 g, davon Zucker 2 g | Protein 35 g*

Zutaten (portionen 2):

- 2 Hähnchenbrustfilets (je 150 g), in Würfel geschnitten
- 200 ml Kokosmilch
- 1 EL Currypulver
- 1 TL Olivenöl
- Salz und Pfeffer nach Geschmack

Zubereitung:

1. Olivenöl in einer Pfanne erhitzen und die Hähnchenwürfel goldbraun anbraten.
2. Currypulver über das Hähnchen streuen und kurz mitbraten.
3. Kokosmilch dazugeben, mit Salz und Pfeffer würzen und bei mittlerer Hitze 15 Minuten köcheln lassen, bis das Hähnchen durchgegart ist und die Sauce eingedickt ist.
4. Heiß servieren, idealerweise mit einem Beilagensalat oder Gemüse

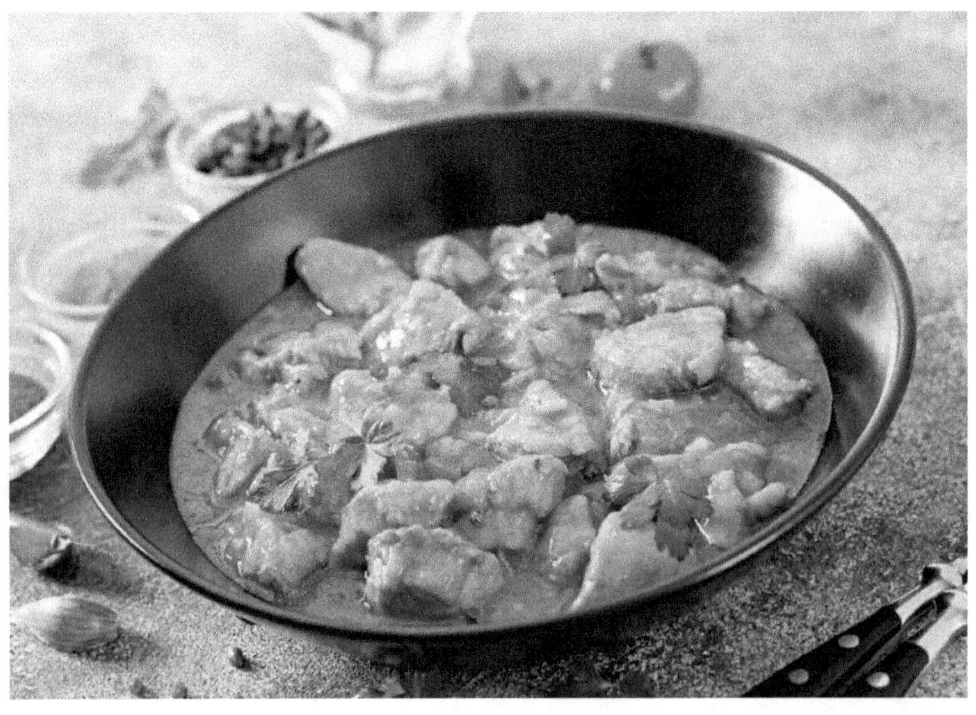

Genieße eine gesunde Vollkorn-Pizza mit frischem Rucola und buntem Gemüsebelag, überbacken mit leichtem Mozzarella – ein knackiges, aromatisches Gericht.

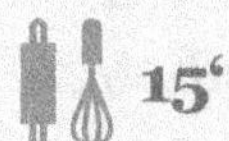 15' 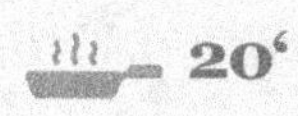 20' **Nährwerte (pro Portion):** *Kalorien 350 | Fett 10 g | Kohlenhydrate 48 g, davon Zucker 5 g | Protein 16 g*

Zutaten (portionen 2):

- 1 Vollkorn-Pizzateig (fertig ausgerollt)
- 100 g Rucola
- 100 g Cherrytomaten, halbiert
- 30 g geriebener Mozzarella, fettreduziert
- 50 g Zucchini, in dünne Scheiben geschnitten
- 50 g Aubergine, in dünne Scheiben geschnitten
- 1 TL Olivenöl
- Frische Kräuter wie Basilikum oder Oregano (optional)

Zubereitung:

1. Backofen auf 220°C vorheizen.
2. Pizzateig auf einem mit Backpapier ausgelegten Backblech auslegen und mit Olivenöl bestreichen.
3. Zucchini und Aubergine leicht salzen und stehen lassen, um etwas Wasser zu entziehen, dann auf Küchenpapier abtupfen.
4. Zucchini, Aubergine, Tomaten und etwas Mozzarella gleichmäßig auf dem Teig verteilen.
5. Pizza im Ofen 15-20 Minuten backen, bis der Rand knusprig und der Käse leicht gebräunt ist.
6. Frischen Rucola und frische Kräuter über die heiße Pizza streuen und sofort servieren.

Originelle Salate und Beilagen

Genieße eine nahrhafte Vollkorn-Pizza mit Rucola und gemischtem Gemüse, üppig belegt und mit fettreduziertem Mozzarella überbacken. Die Kombination aus knusprigem Vollkornboden und frischem Belag aus Zucchini, Aubergine und Cherrytomaten bringt sowohl Geschmack als auch Gesundheit auf deinen Teller. Frische Kräuter runden dieses farbenfrohe und schmackhafte Gericht ab.

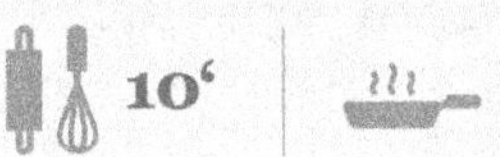

10′   **0′**   *Nährwerte (pro Portion):* Kalorien 220 | Fett 10 g | Kohlenhydrate 25 g, davon Zucker 2 g | Protein 8 g

Zutaten (portionen 2):

- 200 g gemischte Bohnen (z.B. Kidneybohnen, weiße Bohnen), abgespült und abgetropft
- 1 Handvoll frische Kräuter (z.B. Petersilie, Koriander), gehackt
- 2 EL Olivenöl
- 1 EL Zitronensaft
- Salz und Pfeffer nach Geschmack

Zubereitung:

1. Bohnen in eine Schüssel geben.
2. Frische Kräuter, Olivenöl und Zitronensaft hinzufügen.
3. Mit Salz und Pfeffer abschmecken und gut vermischen.
4. Kühl stellen und vor dem Servieren nochmals abschmecken.

Genieße einen gerösteten Blumenkohlsalat mit Kurkuma und Nüssen, gewürzt mit Olivenöl – ein nahrhaftes, aromatisches Gericht.

10' | **20'**

Nährwerte (pro Portion): *Kalorien 230 | Fett 18 g | Kohlenhydrate 15 g, davon Zucker 5 g | Protein 5 g*

Zutaten (portionen 2):

- 1 kleiner Blumenkohl, in Röschen geschnitten
- 2 EL Olivenöl
- 1 TL Kurkuma
- 30 g gemischte Nüsse (z.B. Walnüsse, Mandeln), grob gehackt
- Salz und Pfeffer nach Geschmack

Zubereitung:

1. Backofen auf 200°C vorheizen.
2. Blumenkohlröschen mit Olivenöl und Kurkuma mischen und auf einem Backblech verteilen.
3. 20 Minuten rösten, bis der Blumenkohl goldbraun und weich ist.
4. Gerösteten Blumenkohl in eine Schüssel geben, Nüsse untermischen und mit Salz und Pfeffer abschmecken.
5. Warm oder kalt servieren.

Genieße einen frischen Spinatsalat mit süßen Erdbeeren und knackigen Walnüssen, verfeinert mit Balsamico-Essig und einem Hauch von Zitronenschale – ein lebendiges, gesundes Gericht.

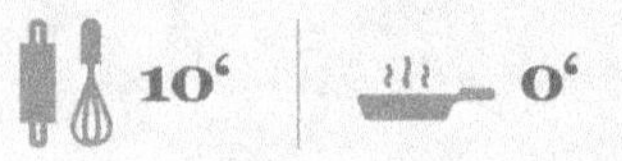 **10⁶** | **0⁶** *Nährwerte (pro Portion):* *Kalorien 170 | Fett 14 g | Kohlenhydrate 8 g, davon Zucker 4 g | Protein 4 g*

Zutaten (portionen 2):

- 100 g frischer Spinat
- 100 g Erdbeeren, geviertelt
- 20 g Walnüsse, leicht geröstet (als Alternative zu Pinienkernen)
- 1 EL Balsamico-Essig (Aceto Balsamico di Modena IGP, da dieser weniger Zucker enthält)
- 1 EL Olivenöl
- Optional: Ein Spritzer frischer Zitronensaft oder etwas abgeriebene Zitronenschale für zusätzliche Frische

Zubereitung:

1. Spinat gründlich waschen und trocken tupfen.
2. In einer Schüssel Spinat, Erdbeeren und geröstete Walnüsse mischen.
3. Mit Balsamico-Essig, Olivenöl und bei Wunsch einem Spritzer frischer Zitronensaft oder etwas Zitronenschale beträufeln.
4. Alles vorsichtig vermengen, um den Spinat nicht zu zerkleinern.
5. Sofort servieren, um die Frische der Zutaten zu bewahren.

44. Quinoasalat mit Orangen und Avocado

Genieße einen erfrischenden Quinoasalat mit saftigen Orangen und cremiger Avocado, leicht angemacht mit Olivenöl – ein belebendes, gesundes Gericht.

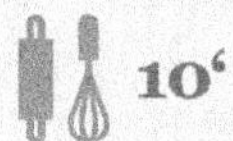 10ʹ 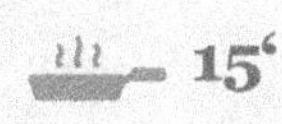 15ʹ **Nährwerte (pro Portion):** *Kalorien 320 | Fett 20 g | Kohlenhydrate 30 g, davon Zucker 8 g | Protein 6 g*

Zutaten (portionen 2):

- 100 g Quinoa
- 1 Orange, geschält und in Stücke geschnitten
- 1 reife Avocado, gewürfelt
- 2 EL Olivenöl
- Salz und Pfeffer nach Geschmack

Zubereitung:

1. Quinoa nach Packungsanleitung kochen und abkühlen lassen.
2. In einer Schüssel gekühlten Quinoa, Orangenstücke und Avocadowürfel mischen.
3. Mit Olivenöl beträufeln und mit Salz und Pfeffer abschmecken.
4. Kühl stellen und vor dem Servieren nochmals abschmecken.

45. Gurkensalat mit Dill und Joghurtdressing

Genieße einen frischen Gurkensalat mit feinem Dill und cremigem Joghurtdressing, verfeinert mit einem Spritzer Zitronensaft – ein leichtes, erfrischendes Gericht.

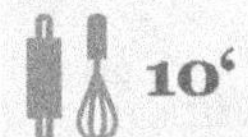 10ʹ 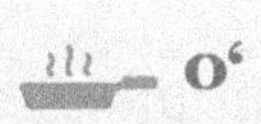 0ʹ **Nährwerte (pro Portion):** *Kalorien 80 | Fett 4 g | Kohlenhydrate 8 g, davon Zucker 5 g | Protein 4 g*

Zutaten (portionen 2):

- 1 große Gurke, dünn geschnitten
- 100 g griechischer Joghurt, ungesüßt
- 1 EL frischer Dill, fein gehackt
- 1 TL Zitronensaft
- Salz und Pfeffer nach Geschmack

Zubereitung:

1. Gurkenscheiben in einer Schüssel anrichten.
2. Joghurt mit Dill, Zitronensaft, Salz und Pfeffer verrühren.
3. Das Dressing über die Gurkenscheiben geben und vorsichtig vermischen.
4. Kühl stellen und vor dem Servieren erneut abschmecken.

Genieße ein nahrhaftes Rote Linsen Tabouleh, reich an frischer Petersilie und saftigen Tomaten, leicht angemacht mit Olivenöl – ein lebhaftes, gesundes Gericht.

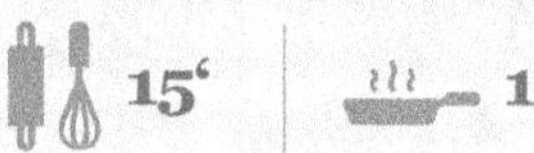 **15'**   **10'**   *Nährwerte (pro Portion): Kalorien 225 | Fett 1 g | Kohlenhydrate 12 g, davon Zucker 8 g | Protein 1 g*

Zutaten (portionen 2):

- 100 g rote Linsen
- 1 Bund frische Petersilie, fein gehackt
- 2 Tomaten, gewürfelt
- 1 EL Olivenöl
- Salz und Pfeffer nach Geschmack

Zubereitung:

1. Rote Linsen kochen, bis sie weich sind, dann abtropfen und abkühlen lassen.
2. In einer Schüssel Linsen mit Petersilie und Tomaten mischen.
3. Mit Olivenöl, Salz und Pfeffer abschmecken.
4. Kühl stellen und vor dem Servieren erneut abschmecken.

47. Diabetikerfreundlicher Beerenobstsalat mit Zitronen-Minz-Dressing

Genieße einen diabetikerfreundlichen Beerenobstsalat, verfeinert mit einem erfrischenden Zitronen-Minz-Dressing – ein süßes, gesundes Vergnügen.

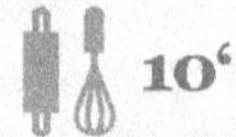 **10'**   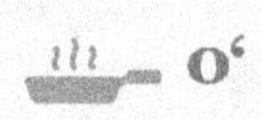 **0'**   *Nährwerte (pro Portion): Kalorien 50 | Fett 1 g | Kohlenhydrate 12 g, davon Zucker 8 g | Protein 1 g*

Zutaten (portionen 2):

- 200 g gemischte Beeren (Erdbeeren, Blaubeeren, Himbeeren)
- 1 TL frisch gepresster Zitronensaft
- Einige Blätter frische Minze, fein gehackt

Zubereitung:

1. Beeren in einer Schüssel sorgfältig mischen.
2. Mit Zitronensaft beträufeln und umrühren, um die Beeren gleichmäßig zu marinieren.
3. Mit fein gehackter frischer Minze garnieren.
4. Sofort servieren oder bis zum Servieren kühl stellen.

Genieße einen knackigen Karottensalat, angereichert mit einem pikanten Senf-Dressing, gesüßt mit Stevia. Dieser Salat kombiniert die Frische der Karotten mit der Würze des Senfs und einem Hauch Süße, ideal als gesunde Beilage.

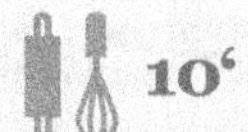 10ᶜ 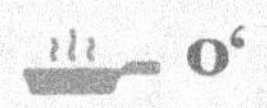 0ᶜ

Nährwerte (pro Portion): Kalorien 130 | Fett 7 g | Kohlenhydrate 18 g, davon Zucker 5 g | Protein 1 g

Zutaten (portionen 2):

- 200 g Karotten, geraspelt
- 1 EL Senf
- 1 TL Stevia (oder ein anderer geeigneter Zuckerersatz)
- 1 EL Olivenöl
- Salz und frisch gemahlener Pfeffer nach Geschmack

Zubereitung:

1. Geraspelte Karotten in eine Schüssel geben.
2. Senf, Stevia, Olivenöl, Salz und Pfeffer zu einem Dressing verrühren.
3. Das Dressing über die Karotten geben und alles gut vermischen.
4. Vor dem Servieren kurz kühl stellen.

Genieße geröstete Kürbisspalten mit zerkrümeltem Feta und einem Hauch von Thymian und Zimt – ein einfaches, aromatisches Herbstgericht.

10' | **25'** | ***Nährwerte (pro Portion):*** *Kalorien 180 | Fett 12 g | Kohlenhydrate 15 g, davon Zucker 5 g | Protein 5 g*

Zutaten (portionen 2):

- 200 g Kürbis (z.B. Hokkaido), in Spalten geschnitten
- 50 g Feta, zerkrümelt
- 1 EL Olivenöl
- Salz und frisch gemahlener schwarzer Pfeffer nach Geschmack
- Eine Prise gemahlener Zimt
- Ein paar frische Thymianblätter (optional für zusätzliches Aroma)

Zubereitung:

1. Backofen auf 200°C vorheizen.
2. Kürbisspalten mit Olivenöl, Salz, Pfeffer, einer Prise Zimt und frischen Thymianblättern in einer Schüssel gut vermischen.
3. Die gewürzten Kürbisspalten auf einem mit Backpapier belegten Backblech auslegen.
4. Im vorgeheizten Ofen etwa 25 Minuten rösten, bis der Kürbis weich und an den Rändern leicht karamellisiert ist.
5. Die heißen Kürbisspalten aus dem Ofen nehmen, sofort mit zerkrümeltem Feta bestreuen und servieren.

Genieße eine gegrillte Gemüseplatte, verfeinert mit einem Balsamico-Glazuur. Dieses Gericht präsentiert eine köstliche Auswahl an Paprika, Zucchini und Auberginen, wunderbar aromatisiert mit Olivenöl und frischen Kräutern, perfekt gegrillt für ein rauchiges Finish.

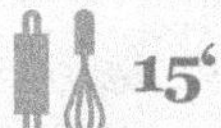 15' 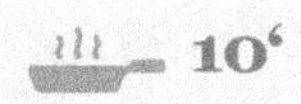 10' *Nährwerte (pro Portion):* Kalorien 120 | Fett 7 g | Kohlenhydrate 13 g, davon Zucker 8 g | Protein 2 g

Zutaten (portionen 2):

- 200 g gemischtes Gemüse (z.B. Paprika, Zucchini, Auberginen), in Streifen geschnitten
- 2 EL Balsamico-Essig
- 1 EL Olivenöl
- Salz und Pfeffer nach Geschmack
- Frische Kräuter zum Garnieren (optional)

Zubereitung:

1. Grill vorheizen.
2. Gemüse mit Olivenöl, Salz und Pfeffer mischen.
3. Gemüse auf den Grill legen und etwa 5 Minuten pro Seite grillen, bis es weich und schön gebräunt ist.
4. Gemüse auf eine Platte geben, mit Balsamico-Essig beträufeln und mit frischen Kräutern garnieren.
5. Warm servieren.

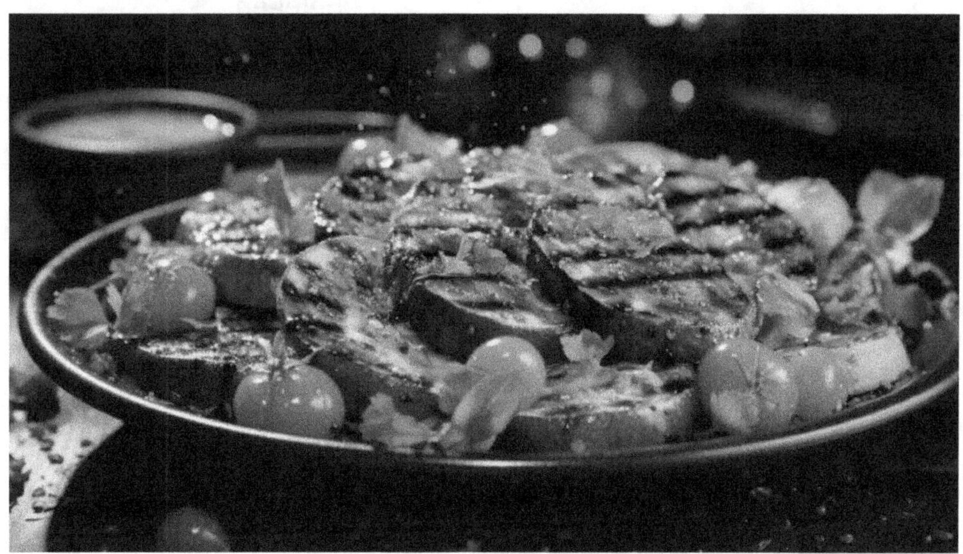

Rezepte für komplette und phantasievolle Mahlzeiten

51. Gebackenes Hähnchen mit Kräutern und Zitronen

Genieße saftiges, gebackenes Hähnchen, aromatisiert mit italienischen Kräutern und frischen Zitronenscheiben. Dieses einfache Gericht verbindet den zarten Geschmack von Hähnchen mit einem Hauch von Zitrone und Olivenöl zu einer köstlich herzhaften Mahlzeit.

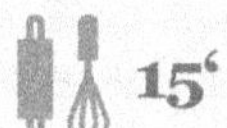 15' 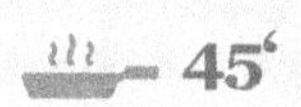 45'

Nährwerte (pro Portion): Kalorien 310 | Fett 15 g | Kohlenhydrate 3 g, davon Zucker 1 g | Protein 38 g

Zutaten (portionen 2):

- 2 Hähnchenbrustfilets (je 150 g)
- 1 Zitrone, in Scheiben geschnitten
- 2 EL Olivenöl
- 1 TL getrocknete italienische Kräuter
- Salz und Pfeffer nach Geschmack

Zubereitung:

1. Backofen auf 190°C vorheizen.
2. Hähnchenbrustfilets mit Salz, Pfeffer und italienischen Kräutern würzen.
3. Olivenöl in einer Auflaufform verteilen, Hähnchenbrustfilets einlegen und mit Zitronenscheiben belegen.
4. Im Ofen 45 Minuten backen, bis das Hähnchen goldbraun und durchgegart ist.
5. Heiß servieren.

Genieße eine vegane Linsenbolognese, serviert über frisch gespiralisierten Zucchini-Nudeln (Zoodles). Diese herzhafte Mahlzeit kombiniert nährstoffreiche rote Linsen und passierte Tomaten für eine gesunde, leckere Alternative zur klassischen Pasta.

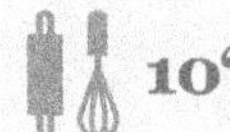 10' 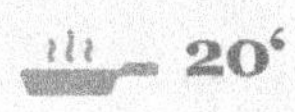 20'

Nährwerte (pro Portion): Kalorien 255 | Fett 7 g | Kohlenhydrate 30 g, davon Zucker 6 g | Protein 14 g

Zutaten (portionen 2):

- 100 g rote Linsen
- 2 Zucchini, spiralförmig zu Nudeln geschnitten (Zoodles)
- 200 g passierte Tomaten
- 1 EL Olivenöl
- Salz und Pfeffer nach Geschmack

Zubereitung:

1. Linsen in einem Topf mit Wasser bedecken und 15 Minuten köcheln lassen, bis sie weich sind.
2. In einer Pfanne Olivenöl erhitzen, gekochte Linsen und passierte Tomaten hinzufügen, salzen und pfeffern und 5 Minuten köcheln lassen.
3. Die Sauce über die Zoodles geben und gut vermischen.
4. Warm servieren.

Genieße gegrilltes Makrelenfilet mit einer frischen Zwiebel-Petersilien-Salsa und Quinoa – ein herzhaftes, nährstoffreiches Gericht.

10' | **10'**

Nährwerte (pro Portion): *Kalorien 400 | Fett 22 g | Kohlenhydrate 28 g, davon Zucker 3 g | Protein 27 g*

Zutaten (portionen 2):

- 2 Makrelenfilets (je 150 g)
- 100 g Quinoa
- 1 kleine rote Zwiebel, gewürfelt
- 2 EL Petersilie, fein gehackt
- Salz und frisch gemahlener schwarzer Pfeffer nach Geschmack

Zubereitung:

1. Quinoa nach Packungsanweisung zubereiten, dabei die Körner vor dem Kochen unter fließendem Wasser abspülen, um eventuelle Bitterstoffe zu entfernen.
2. Makrelenfilets mit Salz und Pfeffer würzen und auf dem Grill oder in einer Grillpfanne etwa 5 Minuten je Seite grillen, bis sie gut durchgegart und außen knusprig sind.
3. In der Zwischenzeit die rote Zwiebel und Petersilie mischen, um eine frische Salsa zu erstellen.
4. Die gegrillten Makrelenfilets zusammen mit der gekochten Quinoa und der Zwiebel-Petersilien-Salsa servieren.

Genieße saftiges Schweinefilet, perfekt gebraten, serviert mit einem süß-sauren Apfel-Zwiebel-Chutney und einer tiefen Balsamico-Reduktion, die das Gericht mit komplexen Aromen und einer harmonischen Geschmackstiefe abrundet.

🍴 10' | 🍳 25' | **Nährwerte (pro Portion):** *Kalorien 350 | Fett 14 g | Kohlenhydrate 13 g, davon Zucker 8 g | Protein 38 g*

Zutaten (portionen 2):

- 300 g Schweinefilet
- 1 mittelgroßer Apfel, gewürfelt (z.B. eine säuerliche Sorte wie Granny Smith, die weniger Zucker enthält)
- 1 kleine rote Zwiebel, fein gehackt
- 1 EL Olivenöl
- 2 EL Balsamico-Essig
- Salz und frisch gemahlener schwarzer Pfeffer nach Geschmack

Zubereitung:

1. Backofen auf 200°C vorheizen.
2. Schweinefilet mit Salz und Pfeffer würzen. In einer ofenfesten Pfanne das Olivenöl erhitzen und das Filet von allen Seiten scharf anbraten, bis es eine schöne Kruste hat.
3. Apfel und Zwiebel zur Pfanne hinzufügen und kurz anbraten, bis sie etwas weich werden.
4. Balsamico-Essig über das Fleisch und die Apfel-Zwiebel-Mischung geben und alles zusammen in den Ofen schieben.
5. Etwa 20-25 Minuten backen, bis das Fleisch die gewünschte Garstufe erreicht hat und der Essig zu einer Reduktion eingekocht ist.
6. Das Schweinefilet aus dem Ofen nehmen, kurz ruhen lassen, dann in Scheiben schneiden und mit dem Apfel-Zwiebel-Chutney servieren.

Genieße eine Auberginen-Lasagne mit Ricotta und frischem Spinat, sanft gebacken zu einer köstlichen, gesunden Mahlzeit. Die Kombination aus saftigen Auberginen und cremigem Ricotta bietet ein wunderbar leichtes Lasagne-Erlebnis.

20' | **40'**

Nährwerte (pro Portion): Kalorien 290 | Fett 20 g | Kohlenhydrate 20 g, davon Zucker 8 g | Protein 12 g

Zutaten (portionen 2):

- 1 große Aubergine, in dünne Scheiben geschnitten
- 100 g Ricotta
- 100 g frischer Spinat
- 2 EL Olivenöl
- Salz und Pfeffer nach Geschmack

Zubereitung:

1. Backofen auf 180°C vorheizen.
2. Auberginenscheiben salzen und pfeffern, mit etwas Olivenöl bestreichen und im Ofen 10 Minuten vorbacken.
3. Eine Schicht Auberginenscheiben in eine Auflaufform legen, mit Spinat und Ricotta belegen, wiederholen, bis alle Zutaten aufgebraucht sind.
4. Im Ofen 30 Minuten backen, bis die Oberseite goldbraun ist.
5. Warm servieren.

Genieße saftig gebratene Forellenfilets, liebevoll garniert mit schmelzender Kräuterbutter, begleitet von zartem, im Ofen geröstetem Spargel. Dieses Gericht vereint feine Aromen und Texturen zu einem perfekten Abendessen.

 **20'** 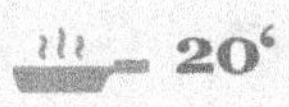 **20'**

Nährwerte (pro Portion): Kalorien 325 | Fett 22 g | Kohlenhydrate 3 g, davon Zucker 1 g | Protein 28 g

Zutaten (portionen 2):

- 2 Forellenfilets (je 150 g)
- 200 g Spargel, geputzt
- 2 EL Kräuterbutter
- Salz und Pfeffer nach Geschmack
- 1 EL Olivenöl

Zubereitung:

1. Ofen auf 200°C vorheizen.
2. Forellenfilets salzen und pfeffern, auf ein mit Olivenöl gefettetes Backblech legen.
3. Spargel um die Forelle herum verteilen, mit Kräuterbutter in Flöckchen belegen.
4. Im Ofen 20 Minuten backen, bis der Fisch durchgegart und der Spargel zart ist.
5. Heiß servieren.

Genieße zarte Entenbrust in einer aromatischen Orangen-Thymian-Sauce, serviert mit nussigem Wildreis. Dieses Gericht kombiniert den saftigen Geschmack der Ente mit der frischen Zitrusnote und dem herzhaften Thymian zu einem eleganten, geschmackvollen Mahl.

 15' — 60'

Nährwerte (pro Portion): *Kalorien 380 | Fett 18 g | Kohlenhydrate 28 g, davon Zucker 6 g | Protein 30 g*

Zutaten (portionen 2):

- 2 Entenbrüste (je 150 g)
- 100 g Wildreis
- 1 Orange, Saft und Zesten (Menge des Safts reduziert)
- 1 EL Olivenöl
- Ein paar Zweige frischer Thymian
- Salz und frisch gemahlener schwarzer Pfeffer nach Geschmack

Zubereitung:

1. Wildreis nach Packungsanleitung kochen.
2. Entenbrüste salzen und pfeffern, in einer Pfanne mit Olivenöl auf der Hautseite etwa 5 Minuten scharf anbraten, bis die Haut knusprig ist.
3. Wenden, mit einem kleinen Schuss Orangensaft (etwa 2 EL) und Zesten übergießen, Thymian hinzufügen und im Ofen bei 180°C etwa 20 Minuten fertig garen.
4. In der Zwischenzeit den restlichen Orangensaft in einem kleinen Topf zum Kochen bringen und auf etwa die Hälfte reduzieren, um eine leichtere Sauce zu erhalten.
5. Die Ente aus dem Ofen nehmen, kurz ruhen lassen, dann in Scheiben schneiden und mit dem Wildreis sowie der reduzierten Orangensauce servieren.

Genieße ein nahrhaftes Kichererbsencurry, serviert auf leichtem Blumenkohlreis. Dieses Gericht vereint die würzige Tiefe der Currypaste mit der milden Frische des Blumenkohls zu einer gesunden, geschmackvollen Mahlzeit.

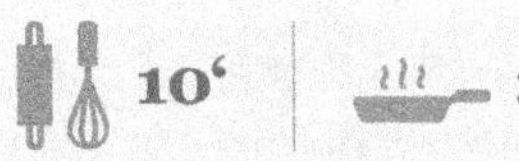 10' | 20'

Nährwerte (pro Portion): *Kalorien 295 | Fett 15 g | Kohlenhydrate 25 g, davon Zucker 5 g | Protein 12 g*

Zutaten (portionen 2):

- 200 g Kichererbsen, gekocht
- 1 kleiner Blumenkohl, gerieben zu "Reis"
- 2 EL Currypaste
- 1 EL Kokosöl
- Salz und Pfeffer nach Geschmack

Zubereitung:

1. Kokosöl in einer Pfanne erhitzen, Currypaste kurz anschwitzen.
2. Kichererbsen hinzufügen und gut umrühren, 5 Minuten köcheln lassen.
3. In der Zwischenzeit Blumenkohl in einer separaten Pfanne mit etwas Öl 5 Minuten braten, bis er weich ist.
4. Kichererbsencurry über den Blumenkohlreis servieren.

Genieße gebratenen Tofu mit zuckerarmer Teriyaki-Sauce, begleitet von knackigem Sesamgemüse. Dieses Gericht kombiniert herzhafte Aromen und Texturen zu einer gesunden, geschmacksintensiven Mahlzeit.

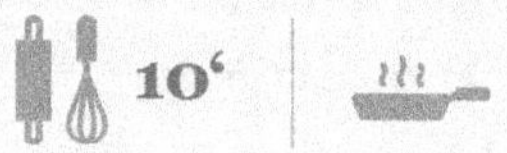 10' | 15'

Nährwerte (pro Portion): Kalorien 270 | Fett 17 g | Kohlenhydrate 12 g, davon Zucker 3 g | Protein 16 g

Zutaten (portionen 2):

- 200 g fester Tofu, in Würfel geschnitten
- 200 g gemischtes Gemüse (Brokkoli, Karotten, Paprika), in Streifen geschnitten
- 2 EL zuckerarme Teriyaki-Sauce (selbstgemacht oder im Handel erhältlich)
- 1 EL Sesamöl
- Salz und frisch gemahlener schwarzer Pfeffer nach Geschmack
- Optional: 1 EL Sesamsamen zur Garnierung

Zubereitung:

1. Sesamöl in einer Pfanne erhitzen und den Tofu darin goldbraun anbraten.
2. Das Gemüse hinzufügen und etwa 5 Minuten mitbraten, bis es bissfest ist.
3. Zuckerarme Teriyaki-Sauce hinzufügen und alles gut vermengen. Mit Salz und Pfeffer abschmecken.
4. Das Gericht warm servieren und optional mit Sesamsamen bestreuen.

60. Seeteufel in Paprikarahmsauce

Genieße Seeteufelfilets in einer cremigen Paprikarahmsauce, eine köstliche Kombination aus zartem Fisch und süßer Paprika.

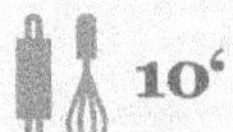 **10'** 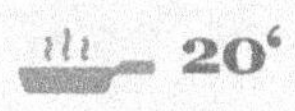 **20'** *Nährwerte (pro Portion): Kalorien 350 | Fett 2 g | Kohlenhydrate 5 g, davon Zucker 3 g | Protein 30 g*

Zutaten (portionen 2):

- 2 Seeteufelfilets (je 150 g)
- 100 g Sahne
- 1 rote Paprika, fein gehackt
- 1 EL Olivenöl
- Salz und Pfeffer nach Geschmack

Zubereitung:

1. Olivenöl in einer Pfanne erhitzen und die Seeteufelfilets auf beiden Seiten je 3 Minuten anbraten.
2. Paprika hinzufügen und kurz mitdünsten.
3. Sahne dazugeben und alles 10 Minuten köcheln lassen, bis die Sauce leicht eingedickt ist.
4. Mit Salz und Pfeffer abschmecken und servieren.

61. Wildreis-Pilaw mit Hühnchen und Gemüse

Genieße ein nahrhaftes Wildreis-Pilaw mit saftig gebratenem Hühnchen und buntem Gemüse, perfekt gewürzt und in Olivenöl geschwenkt – ein gesundes, geschmackvolles Gericht.

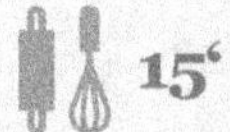 **15'** 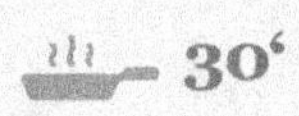 **30'** *Nährwerte (pro Portion): Kalorien 420 | Fett 12 g | Kohlenhydrate 40 g, davon Zucker 5 g | Protein 35 g*

Zutaten (portionen 2):

- 100 g Wildreis
- 2 kleine Hühnchenbrustfilets (je 150 g)
- 100 g gemischtes Gemüse (Erbsen, Karotten, Mais)
- 1 EL Olivenöl
- Salz und Pfeffer nach Geschmack

Zubereitung:

1. Wildreis nach Packungsanleitung kochen.
2. In der Zwischenzeit Hühnchenbrustfilets in Olivenöl von beiden Seiten je 5 Minuten anbraten.
3. Gemüse zum Hühnchen geben und weiterbraten, bis alles durchgegart ist.
4. Gekochten Wildreis unter das Hühnchen und Gemüse mischen.
5. Mit Salz und Pfeffer abschmecken und servieren.

Genieße ein reichhaltiges Rindergulasch, verfeinert mit dunkler Schokolade, die eine unerwartete Tiefe und Glätte bringt. Dieses Gericht kombiniert zartes Rindfleisch und aromatische Zwiebeln zu einem herzhaften Mahl.

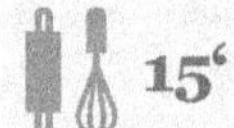 **15'** 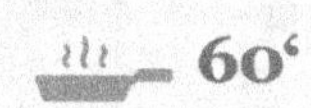 **60'**

Nährwerte (pro Portion): *Kalorien 510 | Fett 30 g | Kohlenhydrate 10 g, davon Zucker 4 g | Protein 50 g*

Zutaten (portionen 2):

- 300 g Rindergulasch
- 20 g dunkle Schokolade (mindestens 70% Kakao)
- 1 EL Olivenöl
- 1 große Zwiebel, gewürfelt
- Salz und Pfeffer nach Geschmack

Zubereitung:

1. Olivenöl in einem Topf erhitzen und das Gulasch rundherum anbraten.
2. Zwiebel hinzufügen und mitbraten, bis sie glasig ist.
3. Wasser zufügen, so dass das Fleisch bedeckt ist, und 1 Stunde köcheln lassen, bis das Fleisch weich ist.
4. Dunkle Schokolade unterrühren und mit Salz und Pfeffer abschmecken.
5. Heiß servieren.

Genieße eine vegetarische Paella mit Quinoa und Safran, eine kreative Abwandlung des spanischen Klassikers. Dieses Gericht kombiniert bunte Gemüsevielfalt mit dem nussigen Geschmack der Quinoa und den exotischen Noten von Safran zu einer leichten, aromatischen Mahlzeit.

10' | **30'**

Nährwerte (pro Portion): *Kalorien 280 | Fett 7 g | Kohlenhydrate 42 g, davon Zucker 5 g | Protein 9 g*

Zutaten (portionen 2):

- 100 g Quinoa (als Ersatz für Paella-Reis)
- 200 g gemischtes Gemüse (Paprika, Erbsen, grüne Bohnen)
- 1 g Safranfäden
- 1 EL Olivenöl
- Salz und frisch gemahlener schwarzer Pfeffer nach Geschmack

Zubereitung:

1. In einer großen Pfanne das Olivenöl erhitzen. Das Gemüse hinzufügen und etwa 5 Minuten anbraten, bis es leicht weich wird.
2. Quinoa und Safran in die Pfanne geben und gut umrühren, sodass der Safran die Quinoa gleichmäßig färbt.
3. Mit der doppelten Menge Wasser bedecken, zum Kochen bringen und dann die Hitze reduzieren. Etwa 20 Minuten köcheln lassen, bis die Quinoa gar ist und die Flüssigkeit vollständig aufgenommen wurde.
4. Mit Salz und Pfeffer abschmecken und servieren.

Genieße knusprige Zander-Fischstäbchen mit einem frischen Dilljoghurt-Dip. Dieses Gericht verbindet den feinen Geschmack von Zander mit der knackigen Textur von Vollkornpaniermehl und einem cremigen, aromatischen Dip.

 15' 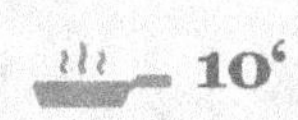 10'

Nährwerte (pro Portion): *Kalorien 280 | Fett 8 g | Kohlenhydrate 20 g, davon Zucker 2 g | Protein 30 g*

Zutaten (portionen 2):

- 200 g Zanderfilet, in Streifen geschnitten
- 50 g Vollkornpaniermehl
- 100 g griechischer Joghurt
- 1 EL frischer Dill, fein gehackt
- Salz und Pfeffer nach Geschmack

Zubereitung:

1. Zanderstreifen salzen und pfeffern, in Vollkornpaniermehl wenden.
2. Eine Pfanne mit etwas Olivenöl erhitzen und die Fischstäbchen von beiden Seiten knusprig braten.
3. Griechischen Joghurt mit Dill mischen und als Dip zu den Fischstäbchen servieren.

Genieße gefüllte Paprika mit einer herzhaften Füllung aus Quinoa, Zucchini und Pilzen, verfeinert mit frischen Kräutern und einem Hauch Olivenöl. Dieses Gericht kombiniert nährstoffreiche Zutaten zu einer farbenfrohen und gesunden Mahlzeit, optional garniert mit schmelzendem Käse für zusätzliche Würze.

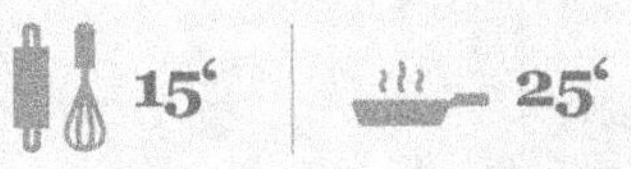 **15'** | **25'** | ***Nährwerte (pro Portion):*** *Kalorien 230 | Fett 7 g | Kohlenhydrate 33 g, davon Zucker 4 g | Protein 9 g*

Zutaten (portionen 2):

- 2 große Paprikaschoten, halbiert und entkernt
- 100 g Quinoa, gekocht
- 100 g gemischtes Gemüse (Zucchini, Pilze), fein gewürfelt
- 1 EL Olivenöl
- Frische Kräuter (z.B. Petersilie oder Basilikum), fein gehackt
- Salz und frisch gemahlener schwarzer Pfeffer nach Geschmack
- Optional: 1 EL geriebener Parmesan oder veganer Käse für die Garnierung

Zubereitung:

1. Backofen auf 180°C vorheizen.
2. Das Gemüse in einer Pfanne mit Olivenöl anbraten, bis es weich ist. Die gekochte Quinoa und frische Kräuter dazugeben und alles gut vermischen. Mit Salz und Pfeffer abschmecken.
3. Die Quinoa-Gemüsemischung gleichmäßig in die Paprikahälften füllen. Optional kann etwas Käse darüber gestreut werden, um eine goldene Kruste zu erhalten.
4. Die gefüllten Paprikaschoten auf ein mit Backpapier ausgelegtes Backblech setzen und etwa 25 Minuten backen, bis die Paprika weich und der Käse geschmolzen ist (falls verwendet).
5. Warm servieren, eventuell mit einem Klecks Joghurt oder einem frischen grünen Salat als Beilage.

Genieße eine wärmende Kürbissuppe mit einem Hauch von frischem Ingwer und cremiger Kokosmilch. Diese geschmackvolle Suppe kombiniert süßen Kürbis mit exotischen Noten, ideal für kühlere Tage.

10' | **20'**

Nährwerte (pro Portion): *Kalorien 220 | Fett 14 g | Kohlenhydrate 20 g, davon Zucker 5 g | Protein 3 g*

Zutaten (portionen 2):

- 200 g Kürbis, gewürfelt
- 200 ml Kokosmilch
- 1 TL frischer Ingwer, fein gehackt
- 1 EL Olivenöl
- Salz und Pfeffer nach Geschmack

Zubereitung:

1. In einem Topf Olivenöl erhitzen, Ingwer und Kürbiswürfel hinzufügen und einige Minuten anbraten.
2. Mit Kokosmilch und Wasser bedecken, salzen und pfeffern.
3. 20 Minuten köcheln lassen, bis der Kürbis weich ist.
4. Suppe pürieren und bei Bedarf mit Salz und Pfeffer nachwürzen.
5. Heiß servieren.

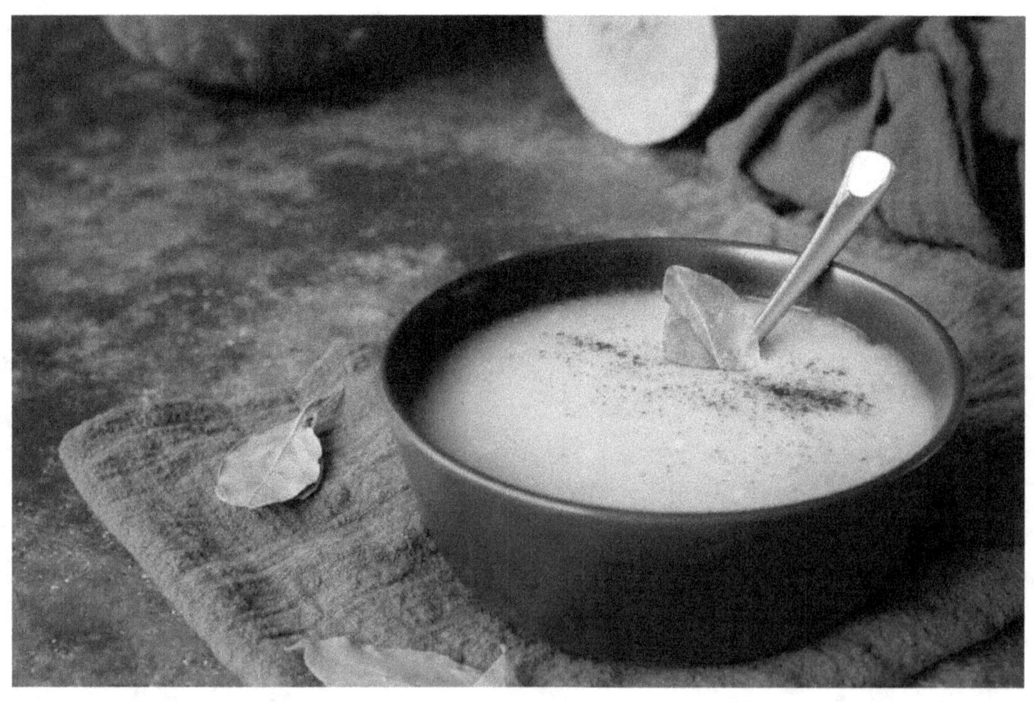

Genieße Zitronenhähnchen mit Artischocken, eine köstliche Kombination aus saftigem Hähnchen und herzhaften Artischockenherzen, aromatisch abgerundet mit frischer Zitrone und Olivenöl – ein einfaches, elegantes Gericht.

10' | **30'**

Nährwerte (pro Portion): Kalorien 300 | Fett 12 g | Kohlenhydrate 10 g, davon Zucker 2 g | Protein 36 g

Zutaten (portionen 2):

- 2 Hähnchenbrustfilets (je 150 g)
- 200 g Artischockenherzen, halbiert
- 1 Zitrone, Saft und Zesten
- 1 EL Olivenöl
- Salz und Pfeffer nach Geschmack

Zubereitung:

1. Backofen auf 190°C vorheizen.
2. Hähnchenbrustfilets salzen und pfeffern, mit Olivenöl einreiben und in eine Auflaufform legen.
3. Artischockenherzen um das Hähnchen verteilen, mit Zitronensaft und -zesten beträufeln.
4. 30 Minuten backen, bis das Hähnchen durchgegart ist.
5. Heiß servieren.

Genieße einen asiatischen Shirataki-Nudelsalat mit Rindfleisch, angereichert mit knackiger Karotte und roter Paprika. Dieses leichte Gericht wird mit Sesamöl und Sojasauce verfeinert und durch frische Kräuter und einen Spritzer Limette perfekt abgerundet – eine erfrischende, gesunde Mahlzeit.

15' | **10'**

Nährwerte (pro Portion): Kalorien 300 | Fett 14 g | Kohlenhydrate 10 g, davon Zucker 4 g | Protein 25 g

Zutaten (portionen 2):

- 200 g Shirataki-Nudeln (als Ersatz für Glasnudeln)
- 150 g Rindfleischstreifen
- 1 Karotte, julienne geschnitten
- 1 rote Paprika, julienne geschnitten (zur Erhöhung der Gemüsemenge)
- 2 EL Sojasauce (niedriger Natriumgehalt)
- 1 EL Sesamöl
- Frische Kräuter wie Koriander oder Thai-Basilikum, gehackt
- Optional: Ein Spritzer Limettensaft oder Essig für zusätzliche Frische

Zubereitung:

1. Shirataki-Nudeln gemäß Packungsanweisung vorbereiten, normalerweise durch Spülen und kurzes Kochen.
2. Rindfleisch in einer Pfanne mit Sesamöl schnell anbraten, bis es gerade durchgegart ist.
3. Karotte und rote Paprika hinzufügen und 2-3 Minuten mitbraten, bis das Gemüse leicht weich ist.
4. Sojasauce und die Nudeln hinzufügen, alles gut vermengen und weitere 2 Minuten braten, damit die Aromen sich verbinden.
5. Mit frischen Kräutern bestreuen und mit einem Spritzer Limettensaft oder Essig abschmecken.
6. Warm servieren.

Genieße würzige Garnelen-Tacos, gewickelt in kohlenhydratarme Tortillas. Dieses Gericht kombiniert saftige Garnelen mit frischer Avocado und einem Spritzer Limettensaft, verfeinert mit einem Hauch von Chili und optional frischem Koriander oder Petersilie für zusätzliche Frische – eine perfekte, leichte Mahlzeit.

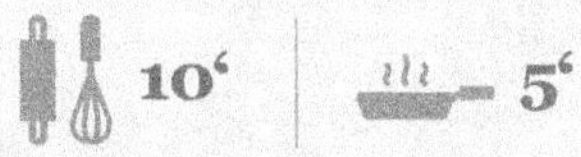 10'   5'

Nährwerte (pro Portion): *Kalorien 300* | *Fett 17 g* | *Kohlenhydrate 15 g, davon Zucker 1 g* | *Protein 25 g*

Zutaten (portionen 2):

- 200 g Garnelen, geschält und entdarmt
- 2 kohlenhydratarme Tortillas (z.B. auf Basis von Kokosmehl oder Mandelmehl)
- 1 Avocado, in Scheiben geschnitten
- 1 EL Limettensaft
- Salz und Chiliflocken nach Geschmack
- Frischer Koriander oder Petersilie, gehackt (optional zur Garnierung)

Zubereitung:

1. Garnelen in einer heißen Pfanne mit etwas Olivenöl schnell anbraten. Mit Salz und Chiliflocken würzen.
2. Kohlenhydratarme Tortillas in einer trockenen Pfanne kurz erwärmen, um sie weich und flexibel zu machen.
3. Die erwärmten Tortillas mit den gebratenen Garnelen und Avocadoscheiben belegen, mit Limettensaft beträufeln.
4. Sofort servieren, optional garniert mit frischem Koriander oder Petersilie.

Genieße ein köstliches Ratatouille mit gebackenem Halloumi, in dem gemischtes Gemüse mit aromatischen Kräutern geröstet und anschließend mit goldbraun gebackenem Halloumi gekrönt wird. Ein perfektes Gericht für eine herzhafte und gesunde Mahlzeit.

🎃 15' | 🍳 30' | *Nährwerte (pro Portion):* Kalorien 350 | Fett 24 g | Kohlenhydrate 15 g, davon Zucker 8 g | Protein 18 g

Zutaten (portionen 2):

- 200 g Halloumi, in Scheiben geschnitten
- 200 g gemischtes Gemüse (Zucchini, Aubergine, Paprika), gewürfelt
- 2 EL Olivenöl
- 1 TL getrocknete Kräuter (Thymian, Rosmarin)
- Salz und Pfeffer nach Geschmack

Zubereitung:

1. Backofen auf 200°C vorheizen.
2. Gemischtes Gemüse in eine Auflaufform geben, mit Olivenöl, getrockneten Kräutern, Salz und Pfeffer vermischen.
3. Gemüse 20 Minuten im Ofen rösten, dann die Halloumischeiben darauflegen.
4. Weitere 10 Minuten backen, bis der Halloumi goldbraun und das Gemüse weich ist.
5. Warm servieren, idealerweise mit einem frischen grünen Salat.

Rezepte für ein leichtes und abwechslungsreiches Abendessen

Genieße bunte Gemüsespieße, frisch gegrillt und gewürzt, serviert mit einem cremigen Tzatziki-Dip aus griechischem Joghurt, Knoblauch und Dill. Dieses Gericht ist perfekt für eine leichte, erfrischende Mahlzeit.

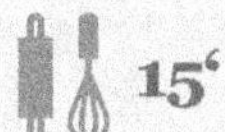 15' 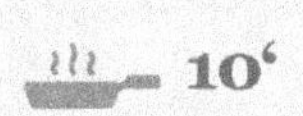 10'

Nährwerte (pro Portion): Kalorien 150 | Fett 5 g | Kohlenhydrate 18 g, davon Zucker 8 g | Protein 8 g

Zutaten (portionen 2):

- 200 g gemischtes Gemüse (Paprika, Zucchini, Cherrytomaten), in Stücke geschnitten
- 100 g griechischer Joghurt
- 1 Knoblauchzehe, fein gehackt
- 1 EL frischer Dill, gehackt
- Salz und Pfeffer nach Geschmack

Zubereitung:

1. Gemüse auf Spieße stecken und mit etwas Olivenöl, Salz und Pfeffer würzen.
2. Auf dem Grill oder in einer Grillpfanne 10 Minuten grillen, dabei gelegentlich wenden.
3. Für das Tzatziki Joghurt mit Knoblauch und Dill mischen, mit Salz und Pfeffer abschmecken.
4. Gemüsespieße mit Tzatziki servieren.

Genieße knusprige, geröstete Kichererbsen, gewürzt mit einer Mischung aus Kurkuma, Paprika und Kreuzkümmel. Dieser gesunde Snack bietet eine wunderbare Textur und einen tiefen, würzigen Geschmack, ideal als Beilage oder allein.

5' | **20'** | **Nährwerte (pro Portion):** Kalorien 270 | Fett 10 g | Kohlenhydrate 34 g, davon Zucker 5 g | Protein 11 g

Zutaten (portionen 2):

- 200 g Kichererbsen, abgespült und abgetropft
- 1 EL Olivenöl
- 1 TL Paprikapulver
- 1/2 TL Kreuzkümmel
- 1/4 TL Kurkuma (für zusätzliche gesundheitliche Vorteile und Farbe)
- Salz und frisch gemahlener schwarzer Pfeffer nach Geschmack

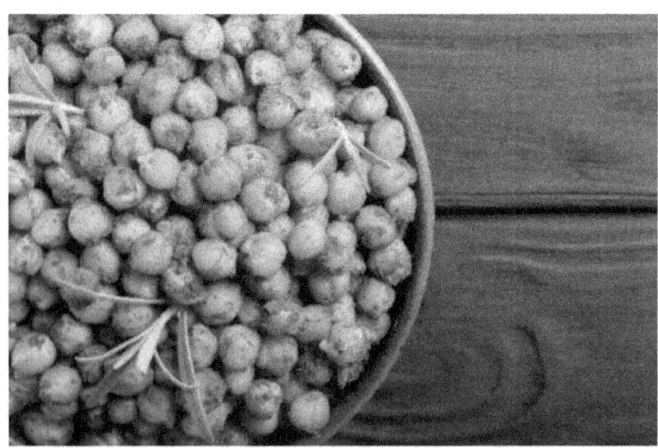

Zubereitung:

1. Backofen auf 200°C vorheizen.
2. Kichererbsen in einer Schüssel mit Olivenöl, Paprikapulver, Kreuzkümmel, Kurkuma sowie Salz und Pfeffer gründlich mischen, um sicherzustellen, dass alle Kichererbsen gleichmäßig gewürzt sind.
3. Die gewürzten Kichererbsen auf einem mit Backpapier ausgelegten Backblech verteilen, sodass sie nicht übereinanderliegen.
4. Im vorgeheizten Ofen etwa 20 Minuten rösten, bis sie goldbraun und knusprig sind, dabei gelegentlich wenden, um gleichmäßiges Rösten zu gewährleisten.
5. Heiß oder bei Raumtemperatur servieren, ideal als Snack oder als knusprige Beilage zu Salaten.

Genieße zartes Fischfilet en papillote, schonend gegart mit Zucchini- und Zitronenscheiben in einem aromatischen Dampf aus Olivenöl. Diese Garmethode schließt die Aromen ein und sorgt für ein saftiges, geschmackvolles Gericht.

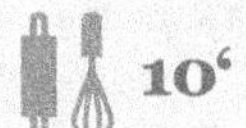 10' | 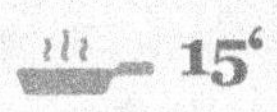 15'

Nährwerte (pro Portion): *Kalorien 220 | Fett 8 g | Kohlenhydrate 5 g, davon Zucker 2 g | Protein 30 g*

Zutaten (portionen 2):

- 2 Fischfilets (z.B. Kabeljau, je 150 g)
- 1 kleine Zucchini, in dünne Scheiben geschnitten
- 1 Zitrone, in Scheiben geschnitten
- 1 EL Olivenöl
- Salz und Pfeffer nach Geschmack

Zubereitung:

1. Backofen auf 200°C vorheizen.
2. Jedes Fischfilet auf ein Stück Backpapier legen, Zucchinischeiben und Zitronenscheiben darauf verteilen.
3. Mit Olivenöl beträufeln, salzen und pfeffern.
4. Backpapier zu Päckchen falten und die Ränder fest verschließen.
5. Im Ofen 15 Minuten garen, bis der Fisch zart und durchgegart ist.
6. Päckchen vorsichtig öffnen und servieren.

Genieße gefüllte Portobello-Pilze mit einer cremigen Mischung aus Spinat und Ricotta. Diese einfache Zubereitung betont die natürlichen Aromen der Zutaten und schafft ein herzhaftes, gesundes Gericht.

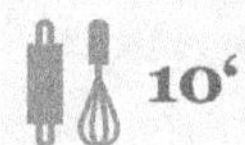 10' 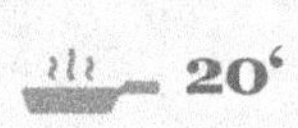 20' | ***Nährwerte (pro Portion):*** *Kalorien 180 | Fett 12 g | Kohlenhydrate 8 g, davon Zucker 3 g | Protein 10 g*

Zutaten (portionen 2):

- 2 große Portobello-Pilze, Stiele entfernt
- 100 g Ricotta
- 100 g frischer Spinat, grob gehackt
- 1 EL Olivenöl
- Salz und Pfeffer nach Geschmack

Zubereitung:

1. Backofen auf 190°C vorheizen.
2. Spinat in einer Pfanne mit etwas Olivenöl kurz dünsten, bis er zusammenfällt.
3. Spinat mit Ricotta mischen, mit Salz und Pfeffer würzen.
4. Die Pilze mit der Spinat-Ricotta-Mischung füllen.
5. Pilze auf ein Backblech setzen und 20 Minuten backen, bis sie weich sind und die Füllung heiß ist.
6. Warm servieren.

Genieße eine wärmende asiatische Hühnersuppe, reich an Gemüse und zartem Hühnchen, verfeinert mit Kokosaminos für eine umami-reiche Note. Diese gesunde Suppe, gekrönt mit frischem Ingwer und optional frischen Kräutern, bietet eine nährstoffreiche Mahlzeit, die Körper und Seele wärmt.

 10' 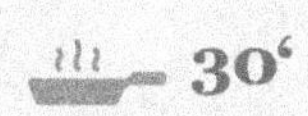 30' **Nährwerte (pro Portion):** *Kalorien 215 | Fett 4 g | Kohlenhydrate 13 g, davon Zucker 4 g | Protein 30 g*

Zutaten (portionen 2):

- 200 g Hühnerbrust, in Streifen geschnitten
- 200 g gemischtes Gemüse (Karotten, Brokkoli, Paprika), in Streifen geschnitten
- 1 Liter Hühnerbrühe (natriumarm oder selbstgemacht ohne Salz)
- 2 EL Kokosaminos (als Sojasauce-Alternative)
- 1 EL Ingwer, fein gehackt
- Optional: Frische Kräuter wie Koriander oder Frühlingszwiebeln, zum Garnieren

Zubereitung:

1. In einem großen Topf die Hühnerbrühe zum Kochen bringen.
2. Hühnerstreifen, Gemüse und Ingwer hinzufügen und bei mittlerer Hitze etwa 20 Minuten köcheln lassen, bis das Hühnchen vollständig gar ist.
3. Kokosaminos unterrühren, um der Suppe einen umami-reichen Geschmack zu geben, ohne den Natriumgehalt zu erhöhen.
4. Die Suppe abschmecken und bei Bedarf mit frisch gemahlenem schwarzen Pfeffer nachwürzen.
5. Heiß servieren, optional mit frischen Kräutern garniert.

Genieße ein aromatisches Gemüsecurry mit Kichererbsen, gekocht in leichter Kokosmilch und gewürzt mit Currypulver. Dieses nahrhafte Gericht verbindet die frischen Aromen von Aubergine und Zucchini mit der herzhaften Tiefe der Gewürze zu einer köstlichen, gesunden Mahlzeit.

10' | **20'** | *Nährwerte (pro Portion):* Kalorien 250 | Fett 15 g | Kohlenhydrate 20 g, davon Zucker 5 g | Protein 8 g

Zutaten (portionen 2):

- 200 g gemischtes Gemüse (Aubergine, Zucchini), gewürfelt
- 100 g Kichererbsen (vorgekocht oder aus der Dose, abgespült)
- 200 ml leichte Kokosmilch
- 1 EL Currypulver
- 1 EL Olivenöl
- Salz und Pfeffer nach Geschmack

Zubereitung:

1. Olivenöl in einer Pfanne erhitzen und das Gemüse zusammen mit den Kichererbsen darin anbraten.
2. Currypulver über das Gemüse und die Kichererbsen streuen und kurz mit anbraten, um die Aromen freizusetzen.
3. Leichte Kokosmilch hinzufügen und alles bei mittlerer Hitze 15 Minuten köcheln lassen, bis das Gemüse weich ist und die Aromen sich gut verbunden haben.
4. Mit Salz und Pfeffer abschmecken und heiß servieren.

Genieße einen klassischen Caprese-Salat mit frischen Tomaten, Mozzarella und Basilikum, veredelt mit einer süß-säuerlichen Balsamico-Reduktion. Diese einfache, doch elegante Zusammenstellung bringt die intensiven Aromen Italiens auf deinen Teller und bietet einen perfekten, erfrischenden Genuss.

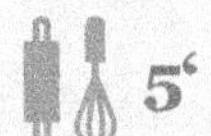 5' 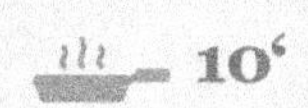 10'

Nährwerte (pro Portion): *Kalorien 180 | Fett 12 g | Kohlenhydrate 10 g, davon Zucker 8 g | Protein 10 g*

Zutaten (portionen 2):

- 2 große Tomaten, in Scheiben geschnitten
- 100 g Mozzarella, in Scheiben geschnitten
- Frische Basilikumblätter
- 2 EL Balsamico-Essig
- Salz und Pfeffer nach Geschmack

Zubereitung:

1. Balsamico-Essig in einem kleinen Topf auf mittlerer Hitze reduzieren lassen, bis er sirupartig wird.
2. Tomaten, Mozzarella und Basilikum abwechselnd auf Teller schichten.
3. Mit der Balsamico-Reduktion beträufeln und mit Salz und Pfeffer abschmecken.
4. Sofort servieren.

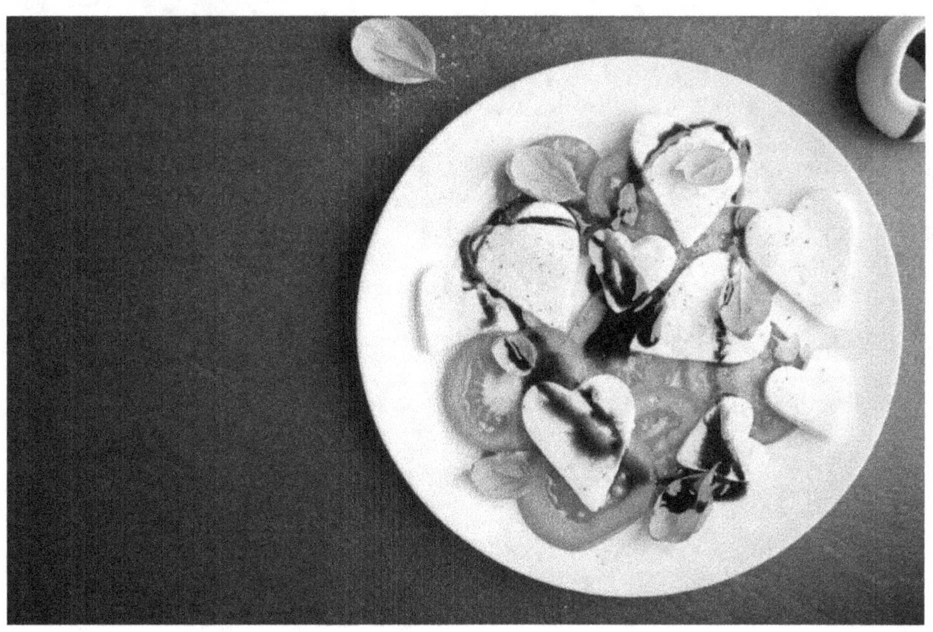

Genieße eine herzhafte Gemüse-Frittata, reich an frischen Kräutern und buntem Gemüse. Diese nahrhafte Mahlzeit kombiniert saftiges Spinatgemüse, Paprika und Zwiebeln mit einer fluffigen Eiermischung, perfekt gebacken zu einer goldenen, köstlichen Frittata.

 **5'** | **20'** | ***Nährwerte (pro Portion):*** *Kalorien 250 | Fett 18 g | Kohlenhydrate 8 g, davon Zucker 4 g | Protein 14 g*

Zutaten (portionen 2):

- 4 Eier
- 100 g gemischtes Gemüse (Spinat, Paprika, Zwiebel), gehackt
- 1 EL frische Kräuter (Petersilie, Schnittlauch), gehackt
- 1 EL Olivenöl
- Salz und Pfeffer nach Geschmack

Zubereitung:

1. Backofen auf 180°C vorheizen.
2. In einer ofenfesten Pfanne Olivenöl erhitzen, Gemüse und Kräuter kurz anbraten.
3. Eier verquirlen, mit Salz und Pfeffer würzen und über das Gemüse gießen.
4. Die Frittata im Ofen 15 Minuten backen, bis sie gestockt und goldbraun ist.
5. Warm servieren.

79. Mediterraner Garnelensalat

Genieße einen frischen mediterranen Garnelensalat mit einer Mischung aus knackigen Salatblättern und süßen Kirschtomaten, garniert mit saftig gebratenen Garnelen. Das Gericht wird perfekt abgerundet durch einen Spritzer Zitronensaft und hochwertiges Olivenöl – eine leichte, aromatische Mahlzeit..

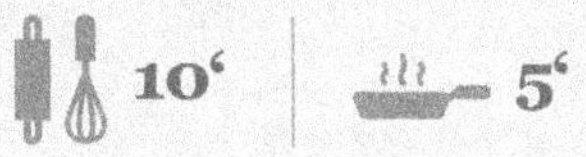 10' | 5'

Nährwerte (pro Portion): *Kalorien 200 | Fett 8 g | Kohlenhydrate 6 g, davon Zucker 4 g | Protein 24 g*

Zutaten (portionen 2):

- 200 g Garnelen, geschält und entdarmt
- 100 g gemischte Salatblätter (z.B. Rucola, Radicchio)
- 10 Kirschtomaten, halbiert
- 1 EL Olivenöl
- Salz und Pfeffer nach Geschmack

Zubereitung:

1. Garnelen in einer Pfanne mit Olivenöl 2-3 Minuten anbraten, bis sie rosa und durchgegart sind. Mit Salz und Pfeffer würzen.
2. In einer großen Schüssel die Salatblätter und Kirschtomaten mischen.
3. Die warmen Garnelen über den Salat geben.
4. Mit einem Spritzer Zitronensaft und Olivenöl beträufeln und sofort servieren.

Genieße einen erfrischenden rohen Zucchinisalat, zart mit Zitronen-Vinaigrette angemacht und mit frischer Minze garniert. Dieses leichte Gericht vereint die knackige Textur der Zucchini mit der spritzigen Frische von Zitrone – perfekt für eine gesunde, erfrischende Mahlzeit..

10' | **0'** | *Nährwerte (pro Portion):* Kalorien 150 | Fett 14 g | Kohlenhydrate 6 g, davon Zucker 3 g | Protein 2 g

Zutaten (portionen 2):

- 2 mittelgroße Zucchini, spiralförmig in Nudeln geschnitten oder dünn gehobelt
- 2 EL Olivenöl
- Saft und Abrieb von 1 Zitrone
- Salz und Pfeffer nach Geschmack
- Einige frische Minzblätter, gehackt

Zubereitung:

1. Zucchininudeln in eine große Schüssel geben.
2. In einer kleinen Schüssel Olivenöl, Zitronensaft und -abrieb, Salz und Pfeffer zu einer Vinaigrette verrühren.
3. Die Vinaigrette über die Zucchininudeln gießen und gut vermischen.
4. Mit frischer Minze garnieren und sofort servieren, idealerweise gekühlt.

Snacks mit niedrigem glykämischen Index

81. Apfelchips mit Zimt

Genieße knusprige Apfelchips mit Zimt, eine süße und gesunde Snackoption. Die dünn geschnittenen Äpfel werden leicht mit Olivenöl bestrichen und dann langsam im Ofen getrocknet, um die perfekte Knusprigkeit zu erzielen.

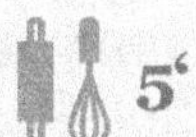 5' 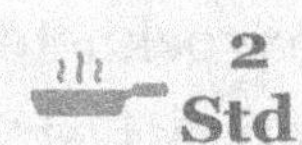 **2 Std**

Nährwerte (pro Portion): Kalorien 102 | Fett 2 g | Kohlenhydrate 20 g, davon Zucker 3 g | Protein 1 g

Zutaten (portionen 2):

- 2 Äpfel, dünn geschnitten
- 1 TL Zimt
- 1 TL Olivenöl

Zubereitung:

1. Backofen auf 100°C vorheizen.
2. Apfelscheiben mit Olivenöl leicht bestreichen und auf ein mit Backpapier belegtes Backblech legen.
3. Mit Zimt bestreuen.
4. Apfelscheiben 2 Stunden im Ofen trocknen, bis sie knusprig sind, dabei gelegentlich wenden.
5. Abkühlen lassen und genießen.

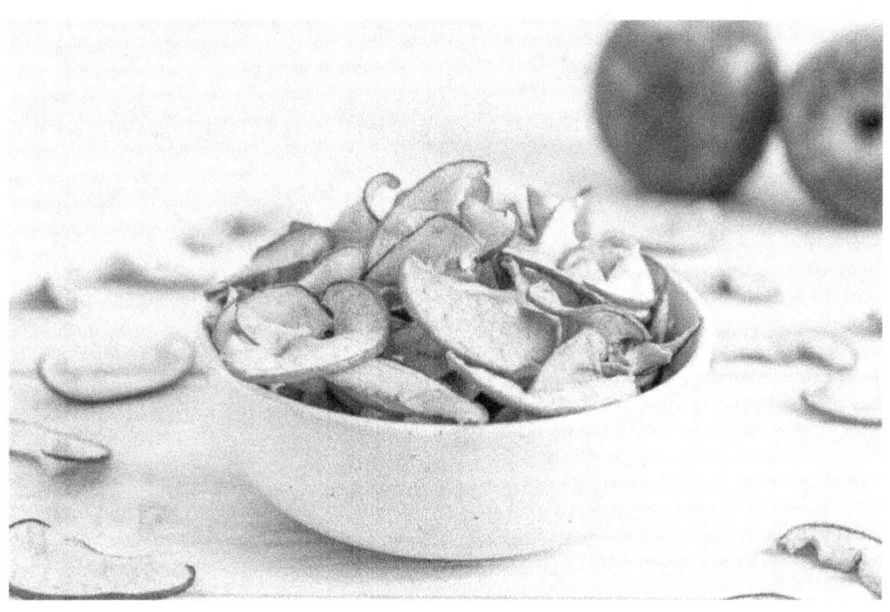

Genieße Mandel-Energiebällchen mit niedrigem Zuckergehalt, eine nahrhafte und leckere Snackoption. Diese Bällchen kombinieren gemahlene Mandeln und getrocknete Aprikosen mit Kokosöl und Vanilleextrakt für einen natürlichen Süßgeschmack, abgerundet mit einer Prise Salz und optional Zimt oder Kakaopulver für zusätzliche Aromen und gesundheitliche Vorteile.

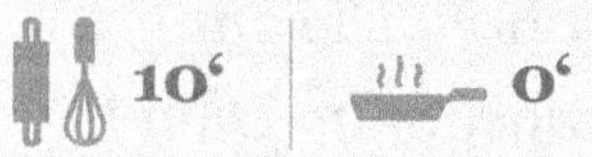

10ʹ | **0ʹ**

Nährwerte (pro Portion): Kalorien 320 | Fett 25 g | Kohlenhydrate 18 g, davon Zucker 12 g | Protein 7 g

Zutaten (portionen 2):

- 100 g Mandeln
- 30 g getrocknete Aprikosen (als Alternative zu Datteln, weniger zuckerhaltig)
- 1 EL Kokosöl
- 1 TL Vanilleextrakt
- Eine Prise Salz
- Optional: Zusätzlich etwas Zimt oder Kakaopulver für zusätzlichen Geschmack und gesundheitliche Vorteile

Zubereitung:

1. Mandeln und getrocknete Aprikosen in einem starken Mixer oder einer Küchenmaschine zerkleinern, bis sie klebrig werden.
2. Kokosöl, Vanilleextrakt, Salz und optional Zimt oder Kakaopulver hinzufügen und weitermischen, bis sich eine formbare Masse bildet.
3. Aus der Masse kleine Bällchen formen.
4. Im Kühlschrank für etwa eine Stunde fest werden lassen und dann servieren.

Genieße knackige Gemüsesticks mit cremigem Hummus, eine gesunde und erfrischende Snackoption. Diese Kombination aus frischen Karotten- und Staudenselleriesticks, serviert mit würzig bestäubtem Hummus, bietet eine perfekte Balance aus Knusprigkeit und Geschmack, ideal für eine leichte Mahlzeit oder einen Snack zwischendurch.

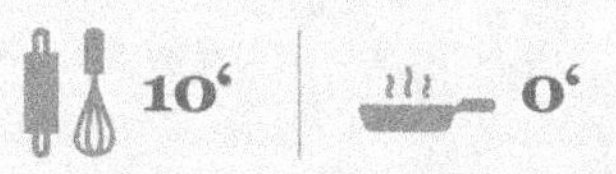

10' | **0'** | ***Nährwerte (pro Portion):*** *Kalorien 180 | Fett 12 g | Kohlenhydrate 14 g, davon Zucker 6 g | Protein 5 g*

Zutaten (portionen 2):

- 100 g Karotten, in Sticks geschnitten
- 100 g Staudensellerie, in Sticks geschnitten
- 100 g Hummus
- Eine Prise Paprikapulver
- Salz und Pfeffer nach Geschmack

Zubereitung:

1. Karotten- und Staudensellerie auf einem Teller anrichten.
2. Hummus in eine kleine Schüssel geben, mit Paprikapulver bestreuen.
3. Gemüsesticks in den Hummus dippen und genießen.

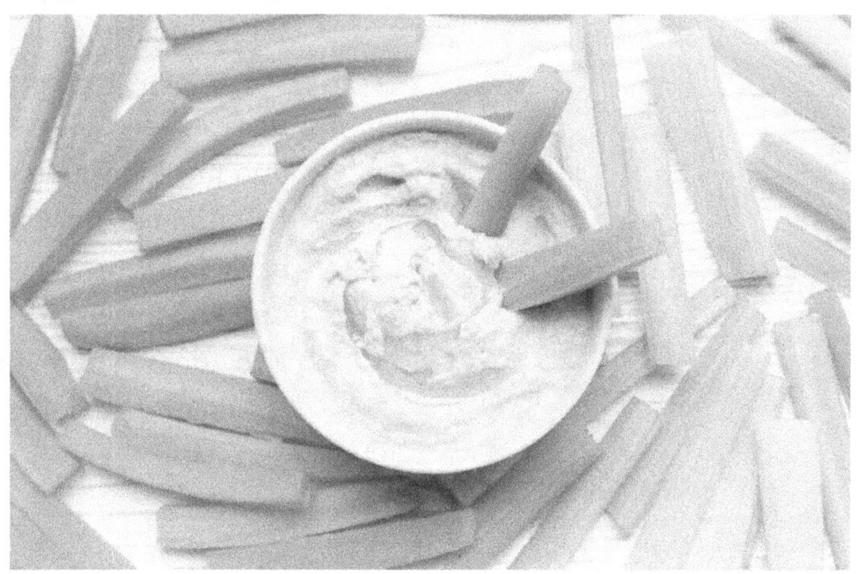

Genieße knusprige Vollkorn-Käsestangen mit Leinsamen, eine herzhafte Snackalternative. Diese Käsestangen kombinieren Vollkornmehl und fettreduzierten Cheddar, verfeinert mit einem Hauch Olivenöl und einer Prise Salz, perfekt abgerundet mit nussigen Leinsamen für zusätzliche Nährstoffe. Ideal für einen gesunden Snack zu jeder Tageszeit.

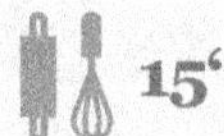 15' 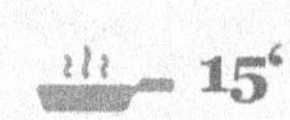 15'

Nährwerte (pro Portion): Kalorien 230 | Fett 12 g | Kohlenhydrate 18 g, davon Zucker 0 g | Protein 11 g

Zutaten (portionen 2):

- 100 g Vollkornmehl
- 50 g geriebener Cheddar (fettreduziert)
- 1 EL Olivenöl
- Eine Prise Salz
- 1 TL Leinsamen (als gesündere Alternative zu Sesamsamen)

Zubereitung:

1. Backofen auf 180°C vorheizen.
2. In einer Schüssel Vollkornmehl, geriebenen fettreduzierten Cheddar, Olivenöl und eine Prise Salz zu einem geschmeidigen Teig vermengen.
3. Den Teig auf einer bemehlten Arbeitsfläche ausrollen und in schmale Streifen schneiden.
4. Die Teigstreifen auf ein mit Backpapier belegtes Backblech legen und mit Leinsamen bestreuen.
5. Im vorgeheizten Ofen etwa 15 Minuten backen, bis die Käsestangen goldbraun und knusprig sind.
6. Aus dem Ofen nehmen, abkühlen lassen und genießen.

Genieße erfrischende Gurkenröllchen mit geräuchertem Lachs und Frischkäse, verfeinert mit einer Prise Dill. Diese leichten, schmackhaften Häppchen sind perfekt für eine gesunde Vorspeise oder einen eleganten Snack, einfach zubereitet und sofort servierfertig.

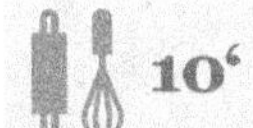 **10'** 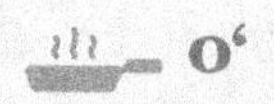 **0'**

Nährwerte (pro Portion): *Kalorien 180 | Fett 12 g | Kohlenhydrate 3 g, davon Zucker 2 g | Protein 15 g*

Zutaten (portionen 2):

- 1 große Gurke, in lange dünne Scheiben geschnitten
- 100 g geräucherter Lachs
- 50 g Frischkäse
- Eine Prise Dill
- Salz und Pfeffer nach Geschmack

Zubereitung:

1. Gurkenscheiben auf einer flachen Oberfläche auslegen.
2. Jede Scheibe dünn mit Frischkäse bestreichen.
3. Eine kleine Menge Lachs auf das Ende jeder Gurkenscheibe legen und mit Dill bestreuen.
4. Gurkenscheiben vorsichtig aufrollen.
5. Mit Salz und Pfeffer abschmecken und sofort servieren.

Genieße gekochte Edamame mit einer Prise Meersalz – ein einfacher, gesunder Snack. Diese proteinreichen Bohnen sind in nur wenigen Minuten zubereitet und bieten einen knackigen, salzigen Genuss, ideal als Beilage oder eigenständige Mahlzeit.

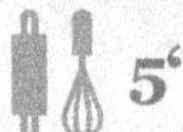 5′ 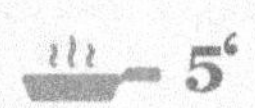 5′

Nährwerte (pro Portion): Kalorien 120 | Fett 5 g | Kohlenhydrate 10 g, davon Zucker 2 g | Protein 12 g

Zutaten (portionen 2):

- 200 g Edamame (gefroren)
- 1 TL Meersalz

Zubereitung:

1. Edamame in kochendem Wasser 5 Minuten garen.
2. Abgießen und mit Meersalz bestreuen.
3. Warm oder bei Raumtemperatur servieren.

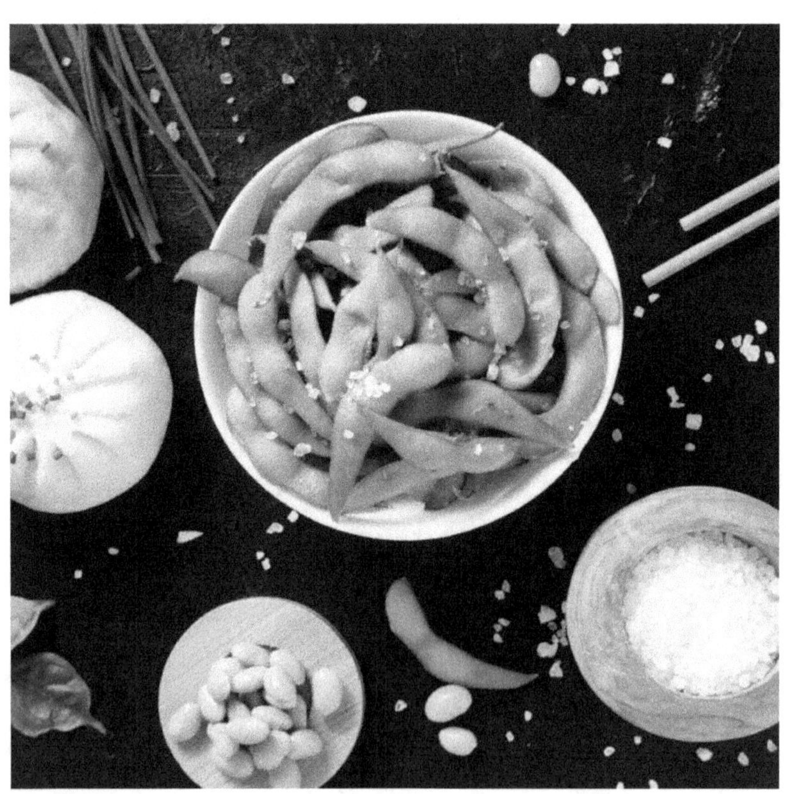

87. Joghurt mit Nüssen und dunkler Schokolade ohne Zusatz von Honig

Genieße griechischen Joghurt, verfeinert mit gehackten Nüssen und dunkler Schokolade – ein einfaches, gesundes Dessert ohne zusätzlichen Zucker.

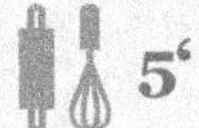 5' 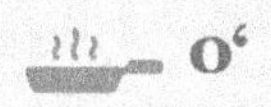 0'

Nährwerte (pro Portion): Kalorien 190 | Fett 12 g | Kohlenhydrate 10 g, davon Zucker 6 g | Protein 10 g

Zutaten (portionen 2):

- 200 g griechischer Joghurt, ungesüßt
- 20 g gemischte Nüsse, grob gehackt
- 20 g dunkle Schokolade (mindestens 70% Kakao), grob gehackt

Zubereitung:

1. Den Joghurt gleichmäßig auf zwei Schalen verteilen.
2. Die gehackten Nüsse und die dunkle Schokolade über den Joghurt streuen.
3. Ohne zusätzlichen Honig servieren, um den natürlichen Geschmack der Zutaten zu genießen.
4. Sofort genießen.

88. Paprika-Schiffchen mit Quarkfüllung

Genieße Paprika-Schiffchen gefüllt mit würzigem Quark und frischem Schnittlauch. Diese appetitlichen Gemüseboote sind eine gesunde und farbenfrohe Snackoption, einfach zuzubereiten und perfekt für jede Gelegenheit.

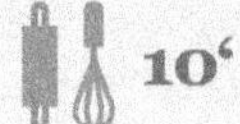 10' 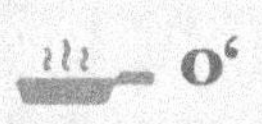 0'

Nährwerte (pro Portion): Kalorien 100 | Fett 2 g | Kohlenhydrate 8 g, davon Zucker 6 g | Protein 10 g

Zutaten (portionen 2):

- 2 rote Paprika, längs halbiert und entkernt
- 100 g Quark
- 1 EL Schnittlauch, fein gehackt
- Salz und Pfeffer nach Geschmack
- Eine Prise Paprikapulver

Zubereitung:

1. Quark mit Schnittlauch, Salz, Pfeffer und Paprikapulver verrühren.
2. Die Mischung gleichmäßig auf die Paprikahälften verteilen.
3. Kühl stellen oder sofort servieren.

Genieße knusprig geröstete Kürbiskerne, leicht gesalzen mit Meersalz. Diese schmackhaften Kerne sind mit Olivenöl verfeinert und im Ofen goldbraun geröstet, perfekt als gesunder Snack oder als knuspriges Topping für Salate und Suppen.

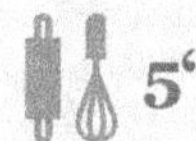 5' | 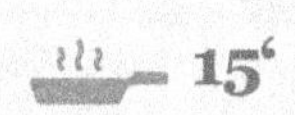 15' | ***Nährwerte (pro Portion):*** *Kalorien 180 | Fett 15 g | Kohlenhydrate 3 g, davon Zucker 0 g | Protein 9 g*

Zutaten (portionen 2):

- 100 g Kürbiskerne
- 1 TL Olivenöl
- 1 TL Meersalz

Zubereitung

1. Backofen auf 180°C vorheizen.
2. Kürbiskerne mit Olivenöl mischen und auf ein Backblech in einer einzigen Schicht ausbreiten.
3. Im Ofen etwa 15 Minuten rösten, bis sie goldbraun sind. Gelegentlich umrühren, um gleichmäßiges Rösten zu gewährleisten.
4. Heiß aus dem Ofen nehmen, mit Meersalz bestreuen und abkühlen lassen.
5. In einem luftdichten Behälter aufbewahren oder sofort servieren.

Genieße eine samtige Avocado-Schoko-Mousse, die reiche Dunkelheit der Schokolade kombiniert mit der Cremigkeit der Avocado. Ein Hauch von Honig fügt eine subtile Süße hinzu, perfekt für ein gesundes, dekadentes Dessert.

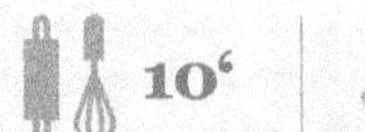 10' 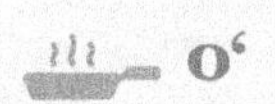 0'

Nährwerte (pro Portion): Kalorien 230 | Fett 18 g | Kohlenhydrate 15 g, davon Zucker 4 g | Protein 3 g

Zutaten (portionen 2):

- 1 reife Avocado
- 20 g dunkle Schokolade (mindestens 70% Kakao), geschmolzen
- 1 TL Kakaopulver
- 1 TL Honig (optional, für zusätzliche Süße)
- Eine Prise Salz

Zubereitung:

1. Avocado halbieren, den Kern entfernen und das Fruchtfleisch in einen Mixer geben.
2. Geschmolzene Schokolade, Kakaopulver, Honig und eine Prise Salz hinzufügen.
3. Alles zu einer glatten Mousse pürieren.
4. In Schälchen füllen und mindestens eine Stunde im Kühlschrank kühlen, bevor serviert wird.

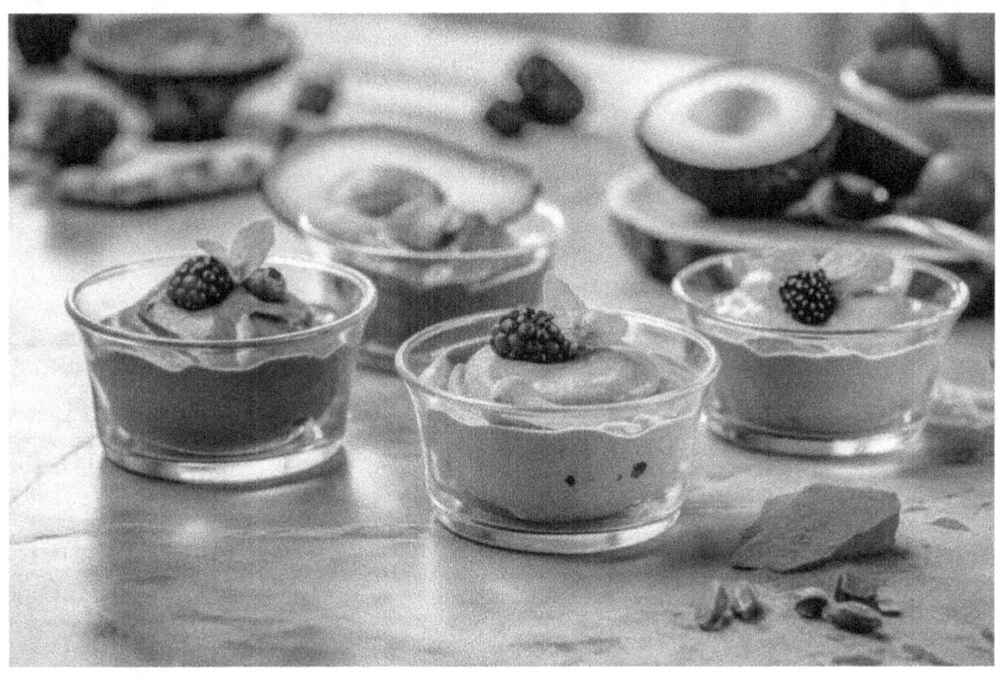

Genieße knackige Sellerie-Sticks, die in cremige, ungesüßte Erdnussbutter getaucht werden. Ein Hauch von Paprika fügt eine würzige Note hinzu, was diesen Snack sowohl erfrischend als auch befriedigend macht. Ideal für eine gesunde Zwischenmahlzeit oder als Teil einer ausgewogenen Mahlzeit.

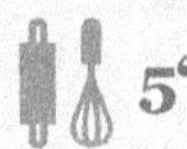 5' 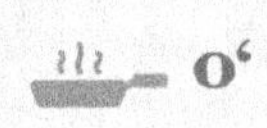 0' *Nährwerte (pro Portion): Kalorien 150 | Fett 11 g | Kohlenhydrate 8 g, davon Zucker 3 g | Protein 5 g*

Zutaten (portionen 2):

- 100 g Sellerie, in Sticks geschnitten
- 30 g Erdnussbutter, ungesüßt
- Eine Prise Paprika (optional)

Zubereitung:

1. Selleriesticks gleichmäßig auf einem Teller anordnen.
2. Erdnussbutter in eine kleine Schüssel geben und als Dip verwenden.
3. Selleriesticks in Erdnussbutter tauchen und bei Bedarf mit einer Prise Paprika bestreuen.
4. Sofort servieren.

92. Chia-Pudding mit Kokosmilch und Beeren

Genieße einen cremigen Chia-Pudding mit Kokosmilch, verfeinert mit Vanille und garniert mit frischen Beeren – ein gesundes, köstliches Dessert.

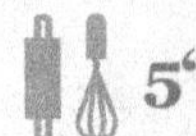 5' 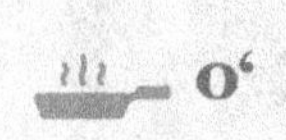 0' *Nährwerte (pro Portion): Kalorien 300 | Fett 24 g | Kohlenhydrate 18 g, davon Zucker 8 g | Protein 5 g*

Zutaten (portionen 2):

- 3 EL Chiasamen
- 200 ml Kokosmilch
- 50 g gemischte Beeren (frisch oder gefroren)
- 1 TL Honig (optional)
- Eine Prise Vanilleextrakt

Zubereitung:

1. Chiasamen und Kokosmilch in eine Schüssel geben und gut vermischen.
2. Vanilleextrakt und Honig einrühren, falls verwendet.
3. Die Mischung mindestens 4 Stunden oder über Nacht im Kühlschrank quellen lassen, bis sie puddingartig wird.
4. Vor dem Servieren mit frischen oder aufgetauten Beeren garnieren.

Genieße einen erfrischenden Kichererbsensalat mit knackiger roter Zwiebel und einem lebhaften Zitronendressing – eine gesunde, schmackhafte Mahlzeit..

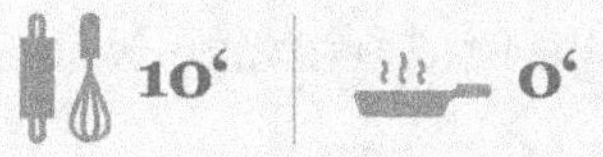 **10'** 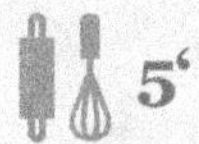 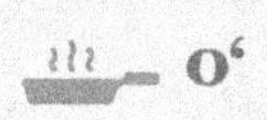 **0'** | *Nährwerte (pro Portion):* Kalorien 270 | Fett 10 g | Kohlenhydrate 35 g, davon Zucker 6 g | Protein 10 g

Zutaten (portionen 2):

- 200 g Kichererbsen, gekocht und abgekühlt
- 1 kleine rote Zwiebel, fein gewürfelt
- 1 EL Olivenöl
- Saft und Abrieb von 1 Zitrone
- Salz und Pfeffer nach Geschmack

Zubereitung:

1. Kichererbsen und rote Zwiebel in einer Schüssel mischen.
2. In einer kleinen Schüssel Olivenöl, Zitronensaft und -abrieb zu einem Dressing verrühren.
3. Das Dressing über die Kichererbsen geben und alles gut vermischen.
4. Mit Salz und Pfeffer abschmecken.
5. Kühl stellen oder sofort servieren.

94. Feigenbrote mit Walnuss und Agavendicksaft

Genieße süße Feigenbrote, verfeinert mit Walnüssen und Agavendicksaft, abgerundet durch optional frische Minzblätter – ein natürlich süßer, eleganter Snack.

5' **0'** | *Nährwerte (pro Portion):* Kalorien 200 | Fett 9 g | Kohlenhydrate 28 g, davon Zucker 20 g | Protein 3 g

Zutaten (portionen 2):

- 4 frische Feigen, halbiert
- 30 g Walnüsse, grob gehackt
- 2 TL Agavendicksaft
- Einige kleine Minzblätter zur Dekoration (optional)

Zubereitung:

1. Feigenhälften auf einem Teller anrichten.
2. Walnüsse über die Feigen streuen.
3. Jede Feigenhälfte mit einem Teelöffel Agavendicksaft beträufeln, der einen niedrigeren glykämischen Index als Honig hat und somit den Blutzuckerspiegel weniger stark beeinflusst.
4. Mit Minzblättern garnieren, falls verwendet.
5. Sofort servieren.

Leckere und sichere Süßigkeiten und Desserts

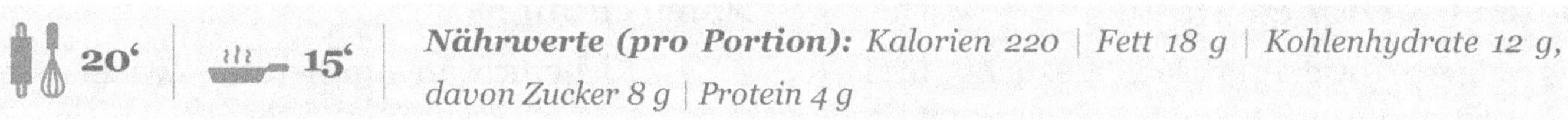

95. Erdbeertörtchen mit Mandelboden

Genieße Erdbeertörtchen mit einem knusprigen Mandelboden, belegt mit frischen Erdbeeren. Ein Hauch von Honig und Zimt verleiht diesen kleinen Delikatessen eine süße und würzige Note, perfekt für ein leichtes, erfrischendes Dessert.

20'   **15'**   *Nährwerte (pro Portion):* Kalorien 220 | Fett 18 g | Kohlenhydrate 12 g, *davon Zucker 8 g | Protein 4 g*

Zutaten (portionen 2):

- 50 g gemahlene Mandeln
- 1 EL Kokosöl
- 100 g frische Erdbeeren, halbiert
- 1 TL Honig (optional, abhängig von der Diabeteseinstellung)
- Eine Prise Zimt

Zubereitung:

1. Backofen auf 180°C vorheizen.
2. Gemahlene Mandeln und Kokosöl zu einem festen Teig verkneten, in kleine Tarteformen drücken.
3. Teig 10 Minuten blindbacken.
4. Erdbeeren auf dem vorgebackenen Boden verteilen, mit Honig beträufeln und eine Prise Zimt darüberstreuen.
5. Weitere 5 Minuten backen, bis die Erdbeeren gerade warm sind.
6. Abkühlen lassen und servieren.

Genieße einen diabetikerfreundlichen Apfelkuchen mit Vollkornmehl und Stevia. Dieses Dessert kombiniert saftige Apfelscheiben mit einer knusprigen, zimtigen Kruste, perfekt gebacken zu einem gesunden Genuss..

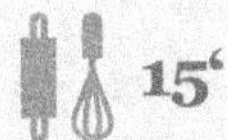 15' 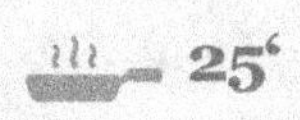 25'

Nährwerte (pro Portion): Kalorien 180 | Fett 8 g | Kohlenhydrate 24 g, davon Zucker 12 g | Protein 2 g

Zutaten (portionen 2):

- 1 großer Apfel, in dünne Scheiben geschnitten
- 50 g Vollkornmehl
- 1 TL gemahlener Zimt
- 1 EL Butter, kalt und gewürfelt
- 1 TL Stevia (oder ein anderes diabetikerfreundliches Süßungsmittel)

Zubereitung:

1. Backofen auf 180°C vorheizen.
2. Vollkornmehl, Zimt und Stevia in einer Schüssel mischen.
3. Butter hinzufügen und zu einer krümeligen Masse verarbeiten.
4. Apfelscheiben in eine kleine, gebutterte Backform legen, die Krümelmasse darüber verteilen.
5. 25 Minuten backen, bis die Oberfläche goldbraun und der Apfel weich ist.
6. Warm servieren.

Genieße eine erfrischende Zitronen-Baiser-Torte, süß gemacht mit Erythrit. Diese leichte, luftige Torte kombiniert den spritzigen Geschmack von Zitrone mit einem fluffigen Baiser, perfekt gebacken zu einem zarten Genuss. Ideal für eine zuckerarme Nascherei.

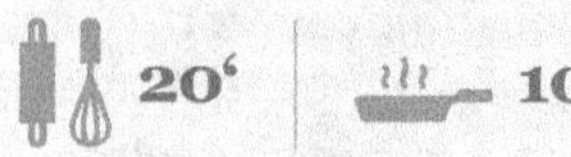 20' | 10' | ***Nährwerte (pro Portion):*** *Kalorien 90 | Fett 0 g | Kohlenhydrate 15 g, davon Zucker 0 g | Protein 4 g*

Zutaten (portionen 2):

- 2 Eiweiß
- 50 g Erythrit (oder ein anderer Zuckerersatz)
- Saft und Abrieb von 1 Zitrone
- Eine Prise Salz
- 1 TL Maisstärke

Zubereitung:

1. Eiweiß mit einer Prise Salz steif schlagen.
2. Langsam Erythrit und Maisstärke einrieseln lassen, weiter schlagen bis die Masse glänzend und steif ist.
3. Zitronensaft und -abrieb vorsichtig unterheben.
4. Die Masse auf ein mit Backpapier ausgelegtes Backblech in Tortenform streichen.
5. Bei 100°C 10 Minuten backen, dann den Ofen ausschalten und das Baiser im geschlossenen Ofen 1 Stunde ruhen lassen.
6. Vorsichtig aus dem Ofen nehmen und servieren.

Genieße einen saftigen Schokoladen-Avocado-Kuchen, gesüßt mit Stevia. Eine köstliche, gesunde Leckerei mit reichhaltiger dunkler Schokolade.

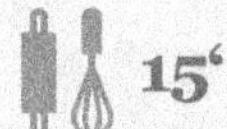 **15'** **30'** ***Nährwerte (pro Portion):*** *Kalorien 200 | Fett 15 g | Kohlenhydrate 12 g, davon Zucker 2 g | Protein 5 g*

Zutaten (portionen 2):

- 1 reife Avocado, püriert
- 30 g dunkle Schokolade (mindestens 70% Kakao), geschmolzen
- 2 EL Kakaopulver
- 1 EL Stevia
- 1 Ei

Zubereitung:

1. Backofen auf 175°C vorheizen.
2. Alle Zutaten in einer Schüssel gründlich vermischen, bis eine gleichmäßige Masse entsteht.
3. Die Masse in eine kleine, gefettete Backform füllen.
4. Im Ofen etwa 30 Minuten backen, bis der Kuchen fest ist.
5. Auskühlen lassen und servieren.

99. Himbeer-Joghurt-Gefrorenes

Genieße ein erfrischendes Himbeer-Joghurt-Gefrorenes, gesüßt mit Honig und verfeinert mit Vanille. Dieses gesunde Dessert kombiniert die Frische der Himbeeren mit der Cremigkeit des griechischen Joghurts – perfekt für heiße Tage.

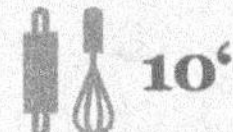 **10'**  **0'** ***Nährwerte (pro Portion):*** *Kalorien 120 | Fett 3 g | Kohlenhydrate 18g, davon Zucker 12 g | Protein 5 g*

Zutaten (portionen 2):

- 100 g Himbeeren (frisch oder gefroren)
- 100 g griechischer Joghurt, ungesüßt
- 1 EL Honig (optional)
- Eine Prise Vanilleextrakt

Zubereitung:

1. Himbeeren, griechischen Joghurt, Honig und Vanilleextrakt in einem Mixer glatt pürieren.
2. Die Mischung in eine geeignete Form füllen und mindestens 4 Stunden gefrieren lassen.
3. Vor dem Servieren kurz bei Raumtemperatur stehen lassen, damit das Gefrorene leicht zu löffeln ist.

Genieße einen würzigen Kürbiskuchen, gesüßt mit Stevia. Diese gesunde Leckerei kombiniert Kürbispüree mit wärmenden Gewürzen wie Zimt, Muskat und Nelken, perfekt gebacken zu einem herbstlichen Genuss.

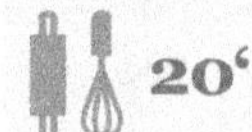 **20'** 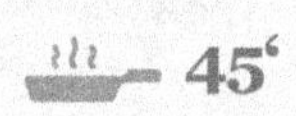 **45'**

Nährwerte (pro Portion): *Kalorien 150 | Fett 5 g | Kohlenhydrate 20 g, davon Zucker 4 g | Protein 6 g*

Zutaten (portionen 2):

- 200 g Kürbispüree
- 1 Ei
- 50 g Vollkornmehl
- 1 TL gemischte Gewürze (Zimt, Muskat, Nelken)
- 1 EL Stevia

Zubereitung:

1. Backofen auf 180°C vorheizen.
2. Alle Zutaten in einer Schüssel gut vermischen.
3. Die Kuchenmasse in eine kleine, gefettete Backform gießen.
4. 45 Minuten backen, bis der Kuchen fest ist und eine eingesetzte Gabel sauber herauskommt.
5. Vollständig auskühlen lassen und servieren.

Genieße einen warmen Birnencrumble mit knusprigen Haferflocken, gewürzt mit Zimt und gesüßt mit Stevia – ein gesundes, gemütliches Dessert.

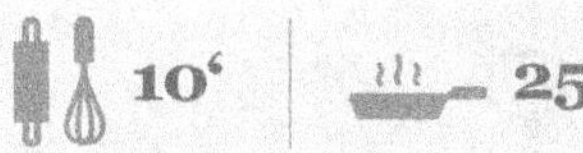 **10‘** | **25‘** | ***Nährwerte (pro Portion):*** *Kalorien 180 | Fett 6 g | Kohlenhydrate 30 g, davon Zucker 12 g | Protein 2 g*

Zutaten (portionen 2):

- 2 Birnen, geschält, entkernt und gewürfelt
- 30 g Haferflocken
- 1 EL Butter, kalt
- 1 TL Zimt
- 1 EL Stevia

Zubereitung:

1. Backofen auf 190°C vorheizen.
2. Birnenwürfel in eine kleine Auflaufform geben und mit Zimt und Stevia bestreuen.
3. Haferflocken und Butter in einer Schüssel zu einer krümeligen Masse verarbeiten.
4. Die Haferflockenmischung über die Birnen streuen.
5. Im Ofen 25 Minuten backen, bis die Oberfläche knusprig und golden ist.
6. Warm servieren.

102. Kokosnussreispudding mit Mango

Genieße einen cremigen Kokosnussreispudding, gesüßt mit Stevia und verfeinert mit Kardamom. Serviere ihn mit frischen Mangowürfeln für ein exotisches, gesundes Dessert.

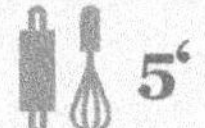 **5‘** 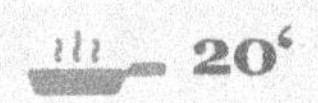 **20‘** | ***Nährwerte (pro Portion):*** *Kalorien 200 | Fett 14 g | Kohlenhydrate 18 g, davon Zucker 6 g | Protein 2 g*

Zutaten (portionen 2):

- 50 g Rundkornreis
- 200 ml Kokosmilch
- 100 g Mango, gewürfelt
- 1 EL Stevia
- Eine Prise Kardamom

Zubereitung:

1. Kokosmilch in einem Topf zum Kochen bringen.
2. Reis hinzufügen und bei niedriger Hitze 20 Minuten köcheln lassen, bis der Reis weich und die Milch größtenteils absorbiert ist.
3. Stevia und Kardamom unterrühren.
4. Den Pudding in Schüsseln füllen, mit Mangowürfeln toppen und servieren.

103. Pflaumenkompott mit Vanilleeis

Genieße ein warmes Pflaumenkompott, verfeinert mit Vanille und Zimt, serviert mit einer Kugel diabetikerfreundlichem Vanilleeis – ein köstliches, gesundes Dessert.

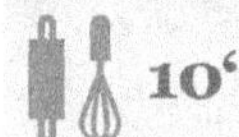 10' 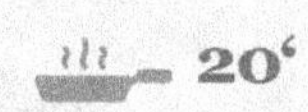 20' **Nährwerte (pro Portion):** *Kalorien 150 | Fett 2 g | Kohlenhydrate 25 g, davon Zucker 15 g | Protein 3 g*

Zutaten (portionen 2):

- 200 g Pflaumen, entkernt und geviertelt
- 1 Vanilleschote, Mark ausgekratzt
- 1 TL Stevia
- 100 g Diabetikerfreundliches Vanilleeis
- Eine Prise Zimt

Zubereitung:

1. Pflaumen, Vanillemark, Stevia und eine Prise Zimt in einen Topf geben.
2. Bei mittlerer Hitze 15-20 Minuten köcheln lassen, bis die Pflaumen weich sind und eine kompottartige Konsistenz entsteht.
3. Kompott abkühlen lassen.
4. Zum Servieren das Kompott mit einer Kugel diabetikerfreundlichem Vanilleeis anrichten.

104. Erdnussbutter-Avocado-Eiscreme mit Bananenaroma

Genieße eine cremige Erdnussbutter-Avocado-Eiscreme mit Bananenaroma und einem Hauch Zimt – ein gesunder, köstlicher Genuss.

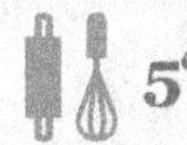 5' 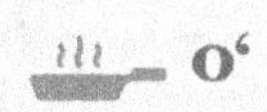 0' **Nährwerte (pro Portion):** *Kalorien 190 | Fett 12 g | Kohlenhydrate 20 g, davon Zucker 10 g | Protein 4 g*

Zutaten (portionen 2):

- 1 reife Banane, gefroren
- 1 kleine reife Avocado
- 2 EL Erdnussbutter, ungesüßt
- Eine Prise Zimt

Zubereitung:

1. Gefrorene Banane und das Avocado-Fruchtfleisch in einen leistungsstarken Mixer geben.
2. Erdnussbutter und eine Prise Zimt hinzufügen.
3. Alles zu einer glatten und cremigen Masse verarbeiten.
4. Sofort als weiche Eiscreme servieren oder für eine festere Konsistenz zurück ins Gefrierfach stellen.

Genieße köstliche Schoko-Nuss-Trüffel, zubereitet aus dunkler Schokolade, gemahlenen Mandeln und Stevia. Diese gesunden Leckereien sind mit einer Prise Meersalz verfeinert und perfekt gekühlt serviert.

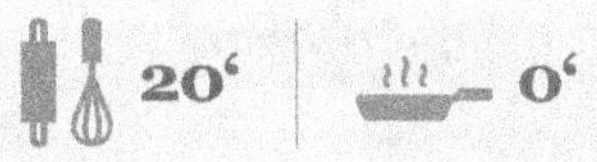

Nährwerte (pro Portion): *Kalorien 220 | Fett 18 g | Kohlenhydrate 12 g, davon Zucker 5 g | Protein 4 g*

Zutaten (portionen 2):

- 50 g dunkle Schokolade (mindestens 70% Kakao), geschmolzen
- 30 g gemahlene Mandeln
- 1 TL Stevia
- Eine Prise Meersalz

Zubereitung:

1. Geschmolzene dunkle Schokolade mit gemahlenen Mandeln, Stevia und einer Prise Meersalz in einer Schüssel mischen.
2. Aus der Masse kleine Kugeln formen.
3. Die Trüffel für mindestens 1 Stunde im Kühlschrank fest werden lassen.
4. Gekühlt servieren.

Genieße gebackene Äpfel, verfeinert mit Zimt und gehackten Walnüssen. Optional kannst du Agavendicksaft für eine extra süße Note hinzufügen. Ein einfaches, gesundes Dessert, perfekt für den Herbst.

 10' 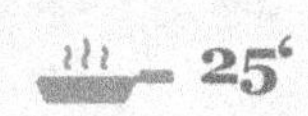 25'

Nährwerte (pro Portion): Kalorien 120 | Fett 4 g | Kohlenhydrate 22 g, davon Zucker 16 g | Protein 2 g

Zutaten (portionen 2):

- 2 Äpfel, halbiert und entkernt
- 2 TL gehackte Walnüsse
- 1 TL Zimt
- Optional: Ein Teelöffel Agavendicksaft oder ein Süßstoff als Honigersatz

Zubereitung:

1. Backofen auf 180°C vorheizen.
2. Apfelhälften auf ein mit Backpapier ausgelegtes Backblech legen.
3. Jede Apfelhälfte mit Zimt bestreuen. Optional kann ein wenig Agavendicksaft oder ein anderer geeigneter Süßstoff verwendet werden, anstelle von Honig, um den Zuckergehalt zu senken.
4. Gehackte Walnüsse in die Mitte der Apfelhälften geben.
5. Im Ofen 25 Minuten backen, bis die Äpfel weich sind.
6. Warm servieren.

Genieße eine cremige Kirsch-Schokoladen-Mousse, verfeinert mit Avocado und Stevia. Diese gesunde Variante kombiniert die Reichhaltigkeit dunkler Schokolade mit der Frische von Kirschen, perfekt gekühlt für einen dekadenten Genuss.

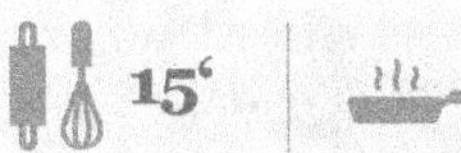 15'   0'   ***Nährwerte (pro Portion):*** *Kalorien 230 | Fett 18 g | Kohlenhydrate 12 g, davon Zucker 7 g | Protein 4 g*

Zutaten (portionen 2):

- 100 g dunkle Schokolade (mindestens 85% Kakao), geschmolzen
- 100 g Kirschen, entsteint und püriert
- 1 reife Avocado, püriert (als Ersatz für Eiweiß)
- Eine Prise Salz
- Einige Tropfen Stevia (oder ein anderer geeigneter Zuckerersatz)

Zubereitung:

1. Geschmolzene Schokolade mit dem Kirschenpüree und dem Avocadopüree vorsichtig vermischen.
2. Stevia und eine Prise Salz hinzufügen, um die Süße zu regulieren und den Geschmack zu balancieren.
3. Die Mischung weiterhin vorsichtig umrühren, bis eine homogene und luftige Konsistenz erreicht ist.
4. Die Mousse in Schälchen füllen und mindestens 1 Stunde im Kühlschrank fest werden lassen, um sie zu setzen.
5. Gekühlt servieren.

Genieße gebackene Pfirsiche, verfeinert mit Honig, Lavendel und einer Prise Zimt. Dieses köstliche Dessert ist warm und aromatisch, perfekt serviert mit griechischem Joghurt oder diabetikerfreundlichem Vanilleeis.

 **10'** | **15'** | **Nährwerte (pro Portion):** Kalorien 80 | Fett 1 g | Kohlenhydrate 17 g, davon Zucker 15 g | Protein 2 g

Zutaten (portionen 2):

- 2 Pfirsiche, halbiert und entsteint
- 1 TL Honig (optional, je nach Diabeteseinstellung)
- 1 TL getrockneter Lavendel oder ein paar frische Lavendelblüten
- Eine Prise Zimt

Zubereitung:

1. Backofen auf 180°C vorheizen.
2. Pfirsichhälften mit der Schnittfläche nach oben auf ein Backblech legen.
3. Jede Pfirsichhälfte mit einem kleinen Tropfen Honig beträufeln und mit Lavendel sowie einer Prise Zimt bestreuen.
4. Im Ofen für etwa 15 Minuten backen, bis die Pfirsiche weich sind und anfangen zu karamellisieren.
5. Warm servieren, idealerweise mit einer kleinen Portion griechischem Joghurt oder diabetikerfreundlichem Vanilleeis.

Genieße cremiges Matcha Grüntee-Eis, verfeinert mit Kokosmilch, Stevia und Vanilleextrakt. Dieses erfrischende Dessert bietet eine gesunde Alternative, ideal für heiße Tage oder als leichter Genuss.

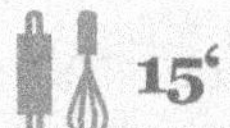 15'  0'

Nährwerte (pro Portion): *Kalorien 180 | Fett 18 g | Kohlenhydrate 4 g, davon Zucker 1 g | Protein 2 g*

Zutaten (portionen 2):

- 200 ml Kokosmilch
- 1 TL Matcha-Grünteepulver
- 1 EL Stevia
- Eine Prise Vanilleextrakt

Zubereitung:

1. In einem Mixer Kokosmilch, Matcha-Pulver, Stevia und Vanilleextrakt glatt rühren.
2. Die Mischung in eine Eismaschine geben und nach Anleitung des Geräts verarbeiten. Alternativ die Masse in eine flache Schale füllen und für mindestens 4 Stunden gefrieren, dabei alle 30 Minuten umrühren, um große Eiskristalle zu vermeiden.
3. Das Eis leicht antauen lassen, bevor es serviert wird, um eine cremige Konsistenz zu erreichen.
4. In Schälchen anrichten und sofort genießen.

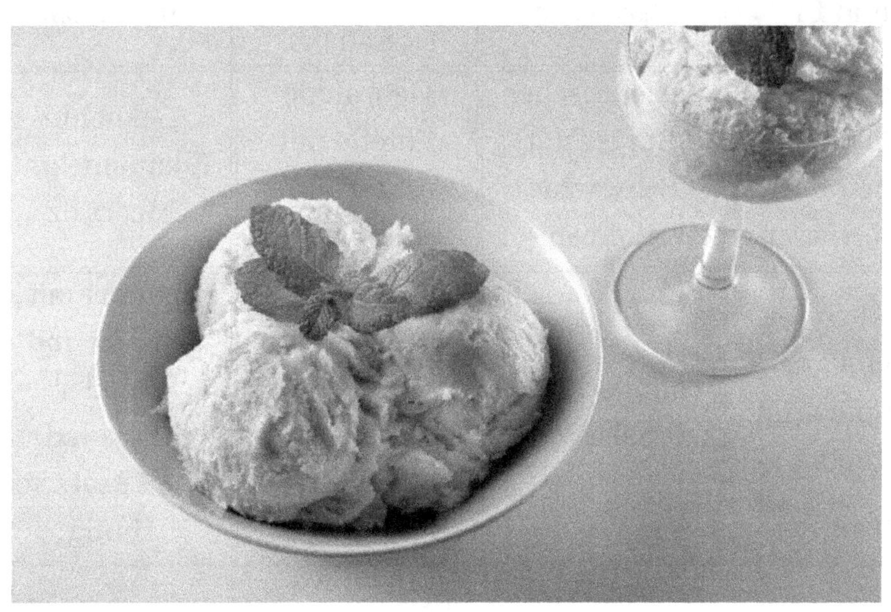

Kreativer und nicht wiederholbarer 30-Tage-Mahlzeitenplan

Tag	Frühstück	Mittagessen	Abendessen	Snack	Dessert
1	Haferflocken-Pfannkuchen mit frischen Beeren	Lachsfilet mit Zitronendill und Quinoa-Salat	Gebackenes Hähnchen mit Kräutern und Zitronen	Apfelchips mit Zimt	Erdbeertörtchen mit Mandelboden
2	Quinoa-Frühstückschale mit Nüssen und Zimt	Geröstete Süßkartoffel-Bowls mit Grünkohl	Vegane Linsenbolognese mit Zoodles	Mandel-Energiebällchen mit niedrigem Zuckergehalt	Diabetikerfreundlicher Apfelkuchen
3	Joghurt-Parfait mit Chia-Samen und Kiwi	Zucchini-Nudeln mit Avocado-Pesto	Gegrillter Makrelenfilet mit Salsa und Couscous	Gemüsesticks mit Hummus	Zitronen-Baiser-Torte
4	Kürbis-Smoothie mit Mandelmilch	Hähnchenbrust mit Mandelkruste und Brokkoli	Schweinefilet mit Apfel-Zwiebel-Chutney	Vollkorn-Käsestangen mit Leinsamen	Schokoladen-Avocado-Kuchen
5	Vollkorn-Wraps mit Avocado und Ei	Rinderstreifen auf Rucola mit Parmesan	Auberginen-Lasagne mit Ricotta und Spinat	Gurkenröllchen mit Lachs und Frischkäse	Himbeer-Joghurt-Gefrorenes
6	Buchweizen-Müsli mit frischen Beeren und Nüssen	Vegetarischer Burger mit Schwarzen Bohnen	Gebratene Forelle mit Kräuterbutter und Spargel	Gekochte Edamame mit Meersalz	Kürbiskuchen mit Gewürzen
7	Eiweiß-Omelett mit Spinat und Feta	Thunfischsteak mit Salsa Verde	Ente in leichter Orangen-Thymian-Sauce mit Wildreis	Joghurt mit Nüssen und dunkler Schokolade ohne Zusatz von Honig	Birnencrumble mit Haferflocken

Tag	Frühstück	Mittagessen	Abendessen	Snack	Dessert
8	Mandelbutter-Toast mit Bananenscheiben	Gebackener Tofu mit Sesamglazuur	Kichererbsencurry mit Blumenkohlreis	Paprika-Schiffchen mit Quarkfüllung	Kokosnussreispudding mit Mango
9	Lachsfrühstücksbowl mit Cottage Cheese	Putenrollbraten mit Apfel und Sellerie	Gebratener Tofu mit zuckerarmer Teriyaki-Sauce und Sesamgemüse	Geröstete Kürbiskerne mit Meersalz	Erdnussbutter-Avocado-Eiscreme mit Bananenaroma
10	Süßkartoffel-Hasch mit pochierten Eiern	Couscous-Salat mit gerösteten Gemüse	Seeteufel in Paprikarahmsauce	Avocado-Schoko-Mousse	Schoko-Nuss-Trüffel
11	Veganer Tofu-Scramble mit Paprika	Gegrillte Garnelen mit Mango-Avocado-Salsa	Wildreis-Pilaw mit Hühnchen und Gemüse	Sellerie-Sticks mit Erdnussbutter	Gebackene Äpfel mit Zimt und Walnüssen
12	Protein-Pancakes mit Apfel-Zimt-Topping und Mandelmilch	Pilz-Quinoa-Risotto mit Thymian	Rindergulasch mit dunkler Schokolade	Chia-Pudding mit Kokosmilch und Beeren	Kirsch-Schokoladen-Mousse mit Avocado und Stevia
13	Bircher-Müsli mit frischen Aprikosen und Chiasamen	Linseneintopf mit Gemüse und Tomaten	Vegetarische Paella mit Quinoa und Safran	Geröstete Sojabohnen	Gebackene Pfirsiche mit Honig und Lavendel
14	Shakshuka mit fettarmem Feta	Falafel-Bowl mit hausgemachtem Tzatziki und Vollkornpita	Fischstäbchen aus Zander mit Dilljoghurt	Kichererbsensalat mit Zitronendressing	Matcha Grüntee-Eis

Tag	Frühstück	Mittagessen	Abendessen	Snack	Dessert
15	Kichererbsenpfannkuchen mit Avocado-Salsa	Spaghetti Squash mit Tomaten und Basilikum	Gefüllte Paprika mit Quinoa, Zucchini und Pilzen	Feigenbrote mit Walnuss und Agavendicksaft	Erdbeertörtchen mit Mandelboden
16	Frühstückstacos mit Bohnen und Gemüse	Avocado Carpaccio mit Ziegenkäse und frischen Kräutern	Kürbissuppe mit Ingwer und Kokosmilch	Apfelchips mit Zimt	Diabetikerfreundlicher Apfelkuchen
17	Bagel mit geräucherter Forelle und Frischkäse	Gedämpfter Fisch mit Ingwer und Frühlingszwiebeln	Zitronenhähnchen mit Artischocken	Mandel-Energiebällchen mit niedrigem Zuckergehalt	Zitronen-Baiser-Torte
18	Übernacht-Haferflocken mit Himbeeren	Ratatouille mit Aubergine und Zucchini	Asiatischer Shirataki-Nudelsalat mit Rindfleisch	Gemüsesticks mit Hummus	Schokoladen-Avocado-Kuchen
19	Gemüse-Quiche ohne Teig	Hühner-Curry mit Kokosmilch	Würzige Garnelen-Tacos mit kohlenhydratarmer Tortilla	Vollkorn-Käsestangen mit Leinsamen	Himbeer-Joghurt-Gefrorenes
20	Apfel-Nuss-Brot mit Vollkornmehl und Chiasamen	Rucola-Pizza mit Vollkornboden	Bunte Gemüsespieße mit Tzatziki	Gurkenröllchen mit Lachs und Frischkäse	Kürbiskuchen mit Gewürzen
21	Haferflocken-Pfannkuchen mit frischen Beeren	Lachsfilet mit Zitronendill und Quinoa-Salat	Gebackenes Hähnchen mit Kräutern und Zitronen	Apfelchips mit Zimt	Erdbeertörtchen mit Mandelboden
22	Quinoa-Frühstückschale mit Nüssen und Zimt	Geröstete Süßkartoffel-Bowls mit Grünkohl	Vegane Linsenbolognese mit Zoodles	Mandel-Energiebällchen mit niedrigem Zuckergehalt	Diabetikerfreundlicher Apfelkuchen

Tag	Frühstück	Mittagessen	Abendessen	Snack	Dessert
23	Joghurt-Parfait mit Chia-Samen und Kiwi	Zucchini-Nudeln mit Avocado-Pesto	Gegrillter Makrelenfilet mit Salsa und Couscous	Gemüsesticks mit Hummus	Zitronen-Baiser-Torte
24	Kürbis-Smoothie mit Mandelmilch	Hähnchenbrust mit Mandelkruste und Brokkoli	Schweinefilet mit Apfel-Zwiebel-Chutney	Vollkorn-Käsestangen mit Leinsamen	Schokoladen-Avocado-Kuchen
25	Vollkorn-Wraps mit Avocado und Ei	Rinderstreifen auf Rucola mit Parmesan	Auberginen-Lasagne mit Ricotta und Spinat	Gurkenröllchen mit Lachs und Frischkäse	Himbeer-Joghurt-Gefrorenes
26	Buchweizen-Müsli mit frischen Beeren und Nüssen	Vegetarischer Burger mit Schwarzen Bohnen	Gebratene Forelle mit Kräuterbutter und Spargel	Gekochte Edamame mit Meersalz	Kürbiskuchen mit Gewürzen
27	Eiweiß-Omelett mit Spinat und Feta	Thunfischsteak mit Salsa Verde	Ente in leichter Orangen-Thymian-Sauce mit Wildreis	Joghurt mit Nüssen und dunkler Schokolade ohne Zusatz von Honig	Birnencrumble mit Haferflocken
28	Mandelbutter-Toast mit Bananenscheiben	Gebackener Tofu mit Sesamglazuur	Kichererbsencurry mit Blumenkohlreis	Paprika-Schiffchen mit Quarkfüllung	Kokosnussreispudding mit Mango
29	Lachsfrühstücksbowl mit Cottage Cheese	Putenrollbraten mit Apfel und Sellerie	Gebratener Tofu mit zuckerarmer Teriyaki-Sauce und Sesamgemüse	Geröstete Kürbiskerne mit Meersalz	Erdnussbutter-Avocado-Eiscreme mit Bananenaroma

Tag	Frühstück	Mittagessen	Abendessen	Snack	Dessert
30	Süßkartoffel-Hasch mit pochierten Eiern	Couscous-Salat mit gerösteten Gemüse	Seeteufel in Paprikarahmsauce	Avocado-Schoko-Mousse	Schoko-Nuss-Trüffel

Einkaufsliste

1. **Frisches Gemüse mit niedrigem glykämischen Index:** Konzentriere dich auf Gemüsesorten wie Spinat, Grünkohl, bunte Paprika, Brokkoli und Tomaten. Diese sind nicht nur reich an Vitaminen und Mineralstoffen, sondern auch hervorragend für die Blutzuckerregulierung.

2. **Vollkornprodukte mit niedrigem glykämischen Index:** Wähle Getreidesorten wie Quinoa, Vollkornreis und Hafer, die langsam verdaut werden und den Blutzuckerspiegel stabil halten.

3. **Mageres Protein:** Integriere hautloses Geflügel, Fisch, Bohnen, Linsen und Tofu in deine Ernährung. Diese Eiweißquellen sind reich an Nährstoffen und arm an gesättigten Fetten.

4. **Ungesättigte Fette:** Nutze gesunde Fettquellen wie Avocados, Nüsse, Samen und Olivenöl. Diese Fette können helfen, die Herzgesundheit zu unterstützen und die Insulinsensitivität zu verbessern.

5. **Früchte mit niedrigem bis mittlerem glykämischen Index:** Wähle Früchte wie Beeren, Äpfel und Birnen. Diese bieten viele Vitamine und sind reich an Ballaststoffen, die helfen, den Blutzuckerspiegel zu regulieren.

6. **Milchprodukte oder pflanzliche Alternativen mit niedrigem Fettgehalt:** Bevorzuge Produkte, die Kalzium und Vitamin D liefern, ohne zu viele gesättigte Fette zu enthalten, wie fettarme oder fettfreie Milch, Joghurt und pflanzliche Milchalternativen.

7. **Aromatische Kräuter und Gewürze:** Setze auf Kräuter und Gewürze wie Knoblauch, Ingwer, Kurkuma sowie Rosmarin und Thymian, um deine Gerichte zu würzen und gleichzeitig deine Herzgesundheit zu fördern.

8. **Omega-3-reiche Lebensmittel:** Bevorzuge Omega-3-reiche Fische wie Lachs, Makrele und Forelle, welche die Herz-Kreislauf-Gesundheit unterstützen und entzündungshemmend wirken.

9. **Gesunde Snackoptionen:** Entscheide dich für Snacks, die den Blutzucker stabil halten, wie rohe Nüsse, Samen und Früchte mit niedrigem glykämischen Index. Vermeide verarbeitete Snacks, die viel Salz, Zucker und ungesunde Fette enthalten.

Optimierung der Blutzuckerkontrolle

Die regelmäßige Überwachung des Blutzuckerspiegels ist ein entscheidender Aspekt des täglichen Diabetes-Managements. Dieser Vorgang ermöglicht es Personen mit Diabetes, ein detailliertes Verständnis für die Auswirkungen ihrer Ernährung, ihrer körperlichen Aktivität und ihres allgemeinen Lebensstils auf ihren Blutzucker zu entwickeln. Dabei geht es nicht nur um die Vermeidung von akuten Risiken wie Unter- oder Überzuckerung, sondern auch um die langfristige Optimierung der Gesundheit und Prävention von Komplikationen, die mit Diabetes einhergehen können.

Die Bedeutung der Blutzuckermessung

Das Verständnis der Notwendigkeit, regelmäßig den Blutzucker zu messen, beginnt mit der Einsicht, dass Diabetes eine Erkrankung ist, die im Alltag ständig schwankende Werte aufweisen kann. Diese Fluktuationen können durch viele Faktoren beeinflusst werden, einschließlich Stress, Schlafmuster, Ernährung und körperliche Betätigung. Indem man lernt, wie sich verschiedene Lebensmittel und Aktivitäten auf den Blutzuckerspiegel auswirken, kann man besser informierte Entscheidungen über die Lebensführung treffen, die nicht nur den Blutzucker stabil halten, sondern auch das allgemeine Wohlbefinden fördern.

Wie Sie Ihren Blutzucker messen sollten

Die Technologie zur Blutzuckermessung hat sich in den letzten Jahren erheblich weiterentwickelt. Die meisten Menschen mit Diabetes verwenden ein digitales Blutzuckermessgerät, das eine kleine Blutprobe benötigt, die in der Regel aus der Fingerspitze gewonnen wird. Dieses Verfahren beinhaltet das Stechen der Fingerkuppe mit einer speziellen Lanzette, um einen kleinen Blutstropfen zu erhalten, der dann auf einen Teststreifen aufgetragen wird, der in das Messgerät eingelegt wird.

Für diejenigen, die eine kontinuierliche Überwachung bevorzugen, gibt es mittlerweile auch CGM-Systeme (Continuous Glucose Monitoring), die durch ein Sensor auf der Haut Glukosewerte im Gewebe messen und diese Daten direkt an ein Smartphone oder ein anderes Lesegerät senden. Diese Systeme bieten den Vorteil, dass sie Trends und Muster im Glukoseverlauf anzeigen können, was besonders nützlich ist, um Hypo- oder Hyperglykämien vorzubeugen.

Warum Sie Ihren Blutzucker messen sollten

Die Messung des Blutzuckers hilft nicht nur dabei, unmittelbare Gesundheitsrisiken zu managen, sondern liefert auch wertvolle Daten, die für die Langzeitkontrolle des Diabetes nützlich sind. Durch regelmäßige Überwachung können Trends identifiziert werden, die auf die Notwendigkeit einer Anpassung der Medikation oder des Lebensstils hinweisen. Dies ist besonders wichtig bei der Planung von Mahlzeiten, der Dosierung von Insulin und der Vorbereitung auf körperliche Aktivität.

Ein gut dokumentiertes Tagebuch der Blutzuckerwerte zusammen mit Notizen über Nahrungsaufnahme, emotionale Zustände und körperliche Aktivität kann in Konsultationen mit Gesundheitsdienstleistern äußerst hilfreich sein. Es ermöglicht eine fein abgestimmte Behandlung und fördert eine proaktive Haltung in der Gesundheitspflege, die für Menschen mit Diabetes essentiell ist.

Praktische Tipps für die tägliche Überwachung

Es ist ratsam, die Blutzuckermessung zu festen Tageszeiten durchzuführen, um vergleichbare Werte zu erhalten. Viele Experten empfehlen Messungen vor den Mahlzeiten und vor dem Schlafengehen. Dies hilft, die Wirksamkeit des Ernährungsplans und der Medikation zu beurteilen und gegebenenfalls Anpassungen vorzunehmen. Des Weiteren ist es wichtig, die Messgeräte und Zubehörteile regelmäßig zu warten, um die Genauigkeit der Messungen sicherzustellen.

Die Messung des Blutzuckerspiegels ist somit nicht nur eine technische Notwendigkeit, sondern ein integraler Bestandteil des Selbstmanagements von Diabetes. Sie stärkt das Bewusstsein und die Kontrolle über die eigene Gesundheit und trägt dazu bei, ein erfülltes und gesundes Leben zu führen. Durch das Verständnis der direkten Verbindung zwischen Lebensstilentscheidungen und ihren Auswirkungen auf den Blutzucker können Menschen mit Diabetes ihre Bedingung effektiv managen und optimieren.

Diabetes ist eine weitverbreitete Erkrankung, die den Alltag vieler Menschen prägt, doch sie definiert nicht ihre Lebensqualität. Durch gezieltes Wissensmanagement und die Anpassung des Lebensstils können Betroffene aktiv ihre Gesundheit beeinflussen und den Verlauf ihrer Krankheit steuern.

Leben mit Diabetes ohne Kompromisse

Ein Leben mit Diabetes erfordert nicht zwangsläufig Kompromisse in der Lebensqualität. Es ist vielmehr eine Gelegenheit, den eigenen Lebensstil bewusster und gesünder zu gestalten. Die Diagnose kann den Beginn einer Reise markieren, auf der man lernt, den Alltag proaktiv zu gestalten, um nicht nur den Diabetes, sondern auch das eigene Wohlbefinden erfolgreich zu managen.

Der Schlüssel zu einem erfüllten Leben trotz Diabetes liegt im umfassenden Verständnis der Erkrankung. Dieses Wissen ermöglicht es Betroffenen, die Auswirkungen ihrer Ernährungs- und Lebensstilentscheidungen auf den Blutzuckerspiegel zu verstehen und entsprechend zu handeln. Es ist wichtig, dass Diabetiker lernen, ihre Mahlzeiten sorgfältig zu planen, regelmäßige körperliche Aktivität zu integrieren und ihren Blutzucker konsequent zu überwachen. Diese Maßnahmen sind entscheidend, um Schwankungen des Blutzuckerspiegels effektiv zu steuern und langfristige Gesundheitsrisiken zu minimieren.

Die Ernährung spielt eine zentrale Rolle im Management von Diabetes. Durch die Auswahl von Lebensmitteln, die reich an Nährstoffen und arm an schnell verdaulichen Kohlenhydraten sind, können Blutzuckerspitzen vermieden werden. Diabetiker sollten lernen, wie sie Lebensmittel mit einem niedrigen glykämischen Index in ihre Diät integrieren und gleichzeitig eine ausgewogene Aufnahme von Proteinen und gesunden Fetten sicherstellen können. Das Ziel ist eine ausgewogene Ernährung, die den Blutzucker stabil hält und gleichzeitig den Körper mit allen notwendigen Nährstoffen versorgt.

Regelmäßige körperliche Aktivität ist ebenfalls ein integraler Bestandteil des Lebens mit Diabetes. Sport hilft nicht nur beim Management des Blutzuckerspiegels, sondern verbessert auch die allgemeine Herz-Kreislauf-Gesundheit und trägt zur Gewichtskontrolle bei. Diabetiker sollten Formen der Bewegung finden, die ihnen Freude machen, um eine langfristige Motivation zu fördern.

Die kontinuierliche Überwachung des Blutzuckers gibt wertvolle Einblicke in die eigene Gesundheit und ermöglicht es, die Behandlung bei Bedarf anzupassen. Moderne Technologien wie kontinuierliche Glukosemesssysteme können dabei helfen, den Blutzucker rund um die Uhr im Auge zu behalten und frühzeitig auf Abweichungen zu reagieren.

Soziale Unterstützung spielt eine wichtige Rolle im Umgang mit Diabetes. Der Austausch mit anderen Betroffenen kann nicht nur emotional entlastend wirken, sondern auch praktische Tipps für den Alltag bieten. Familie und Freunde sollten über die Grundlagen der Erkrankung informiert sein, um in schwierigen Zeiten unterstützen zu können.

Ein proaktives Diabetes-Management bedeutet auch, vorbereitet zu sein. Das Erlernen von Techniken zur Stressbewältigung und das Entwickeln von Strategien für unerwartete Situationen, wie Krankheit oder emotionale Stressphasen, sind entscheidend, um den Blutzucker unter Kontrolle zu halten.

Das Management von Diabetes erfordert eine stetige Auseinandersetzung und Anpassung, bietet aber auch die Gelegenheit, das eigene Leben umfassend zu verbessern. Durch eine sorgfältige Überwachung des Blutzuckers, eine ausgewogene Ernährung und regelmäßige Bewegung kann nicht nur der Diabetes effektiv kontrolliert, sondern auch das allgemeine Wohlbefinden gesteigert werden. Die Unterstützung durch ein soziales Netzwerk sowie medizinische Fachkräfte spielt dabei eine entscheidende Rolle. Menschen mit Diabetes haben das Potential, ein voll und ganz erfülltes Leben zu führen, wenn sie die Initiative ergreifen, sich informieren und proaktive Maßnahmen ergreifen, um ihre Gesundheit zu fördern und zu erhalten.

Rezeptindex

Lade JETZT deine BONUSSE herunter

Scannen Sie den QR-Code, um FREE-Boni herunterzuladen

5 EXKLUSIVE BONI INKLUSIVE:

#1 "Diabetes Plus: Ein kompletter Leitfaden für jeden Tag"

#2 "Diabetiker-Superfoods: Kraftvolle Rezepte"

#3 "21 festliche Rezepte für Diabetiker"

#4 "Leitfaden für Diabetiker auf Reisen"

#5 "Kalorienrechner für unendlich viele ausgewogene Mahlzeiten"